上海市东方医院
同济大学附属东方医院

与高血压和平相处

主编　张　奇　孙玉肖

主审　陈义汉

U0279620

上海科学技术出版社

图书在版编目（ＣＩＰ）数据

与高血压和平相处 / 张奇，孙玉肖主编. -- 上海 ：
上海科学技术出版社，2022.11
　（东方心血管疾病科普丛书）
　ISBN 978-7-5478-5878-3

　Ⅰ．①与… Ⅱ．①张… ②孙… Ⅲ．①高血压－防治
Ⅳ．①R544.1

中国版本图书馆CIP数据核字(2022)第168155号

与高血压和平相处

主 编 张 奇 孙玉肖
主 审 陈义汉

插画和封面绘图 刘 伟

上海世纪出版(集团)有限公司
上海科学技术出版社 出版、发行
(上海市闵行区号景路159弄A座9F-10F)
邮政编码201101 www.sstp.cn
苏州工业园区美柯乐制版印务有限责任公司印刷
开本 889×1194 1/32 印张 4
字数 90千字
2022年11月第1版 2022年11月第1次印刷
ISBN 978-7-5478-5878-3 / R · 2608
定价：48.00元

本书如有缺页、错装或坏损等严重质量问题，请向印刷厂联系调换

内容提要

本书由同济大学附属东方医院心内科医护团队精心撰写，是一本为高血压患者答疑解惑、指导健康生活方式的科普图书。

本书分五篇：基础篇回答与高血压相关的生理学、流行病学问题；诊断篇与治疗篇就疾病诊治过程中患者关心的话题进行解答；预防和保健篇及特殊人群与高血压篇则聚焦患者运动、饮食等方面，对其日常生活中的常见疑问予以解答。

本书语言通俗易懂，配图生动形象，适合高血压患者、家属及相关人员阅读。

当前，《"健康中国 2030"规划纲要》正在深入推进，各项政策体系基本建立。对健康知识的进一步普及是《"健康中国 2030"规划纲要》的重要组成部分，有助于全民健康素养水平的稳步提升。进一步普及健康知识的重要一步就是加快推广健康的生活方式，让人民群众做自己健康的第一责任人。

慢性心血管疾病是引发死亡和致残的重要原因之一。在我国，各类慢性心血管疾病的发病率仍处于上升阶段。高血压是最常见的慢性心血管疾病之一，也是心脏、脑血管、肾脏疾病发病和死亡的最常见危险因素。有数据显示，近 70% 的脑卒中和 50% 的心肌梗死与高血压关系密切。目前，我国有近 2.45 亿高血压患者，但民众对该病的认知远远不足，高血压的控制率仍远未达标。有许多患者直到出现脑卒中、心肌梗死、失明、肾衰竭等严重并发症时，才发现自己患有高血压。要进一步提升群众对高血压的认知、规范治疗行为和合理控制高血压，普及高血压的相关知识是重要前提。

《与高血压和平相处》是同济大学附属东方医院"东方心血管疾病科普丛书"中首本与读者见面的图书，由同济大学附属东方医院心内科医护人员共同编写。各位作者均长期从事心血管疾病的临床一线工作，在疾病诊疗及护理方面备受患者赞誉，在患者的健康管理方面也积累了丰富的经验。本书结合最新的国内外高血压指南与专家共识，立足患者的需求，以通俗易懂的语言和生动的插图，对高血压的基本知识、现阶段的治疗及日常生活中的注意事项等内容进行了讲解。

　　希望本书能加深广大高血压患者对疾病的认识，提升其自我健康管理的理念，从而降低高血压带来的健康风险。衷心祝福各位患者能与高血压和平相处。

陈义汉

2022 年 10 月

中国科学院院士

同济大学副校长

同济大学附属东方医院院长

目 录

特殊人群与高血压篇

3

目录

基础篇

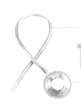

1 什么是血压

血压是指血液在血管内流动时，对血管壁产生的单位面积上的压力。由于血管可分为动脉、毛细血管和静脉，因此也就有动脉压、毛细血管压和静脉压。通常说的血压是指动脉血压。

心脏是人体负责血液运转的中心泵，接受静脉系统回流的低含氧量血液，并经右心室泵入肺循环，然后由左心室将含氧量高的血液通过动脉系统输送至全身各个组织器官。在此过程中起重要作用的动脉系统，其血管壁富有弹性，能扩张和容纳血液。血管内血液的流动需要借助压力，压力主要由心脏收缩时的射血能力和血管容量所产生。心脏本身射血能力存在差异。当血管扩张时，由于容积增加，单位面积内的血流减少，血压就会下降；反之，当血管收缩时，血压升高。人体动脉系统在血压调节中起着重要的作用，通过扩张或收缩动脉血管，

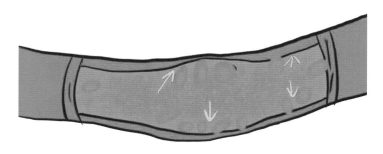

血液在血管内流动，对血管壁产生的单位面积上的压力即为血压

它可以使血压相应地降低或升高。

心脏收缩时，血液由左心室射入动脉，此时其对血管壁造成的压力最大，即收缩压，俗称高压。心脏舒张开始时泵血停止，此时容纳血液而扩张的大动脉进行自身弹性回缩，继续推动血液流动；此阶段血液对动脉血管壁压力值达最低，即舒张压，俗称低压。血压数值一般习惯以毫米汞柱（mmHg）为单位进行表述。

需要指出的是，血压数值并非一成不变。除了日夜周期的差异，血压还会受到诸多因素的影响，如天气、环境、情绪、睡眠、运动等。一般来说，天气（或环境）寒冷时的血压较天气（环境）暖和时的高。愤怒、紧张、兴奋、焦虑时血压也会升高。健康人的血压可能会出现暂时性升高，但很快就会恢复正常。如出现慢性血压持续增高的状态，就成为高血压。

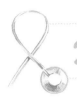

2 什么是高血压

随着人们生活水平的提高，高血压患病率在不断增长。根据 2010 年全球疾病负担报告，全球有近 940 万人死于高血压，占全球总死亡人数的 17.8%。最新的中国高血压调查数据显示，2012—2015 年我国 18 岁及以上居民的高血压粗患病率为 27.9%。那么，什么是高血压呢？

2018 年修订版的《中国高血压防治指南》将高血压定义为在未服用降压药的情况下，诊室测收缩压 ≥ 140 mmHg 和（或）舒张压 ≥ 90 mmHg。收缩压 120～139 mmHg 和（或）舒张压 80～89 mmHg，属于正常高值范围。健康的血压应该是收缩压在 120 mmHg 以下和舒张压在 80 mmHg 以下。

随着年龄增大，机体大动脉血管硬化、弹性变差，血管扩张容纳血液的能力就会减弱，心脏需要做更大的功把血液泵出去，从而引起收缩压升高。与此同时，动脉硬化也导致心脏舒张时的弹性回缩能力减弱，表现为舒张压下降。若外周小动脉收缩和痉挛，也可使大动脉在弹性回缩时阻力增大，从而引起舒张压升高。中青年高血压患者由于其大动脉弹性尚佳，能正常扩张和容纳血液，通常会表现为收缩压正常、舒张压增高。

诊室血压是指在医疗单位内，由医护人员在标准条件下按统一规范测量出的血压，是目前诊断高血压的常用指标。家

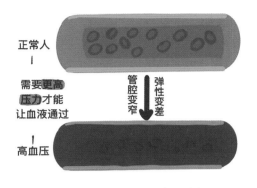

正常人

需要更高压力才能让血液通过

高血压

管腔变窄　弹性变差

动脉血管硬化引起收缩压升高

庭血压指由被测量者自我测量，或由家庭成员协助完成测量得到的血压数据。

目前，常用的电子血压计一般会在屏幕上显示三行数值。第一行通常显示的是收缩压（SYS 或 SBP），也就是平时所说的高压（或上压）；第二行为舒张压（DIA 或 DBP），即低压（或下压）；第三行为每分钟脉搏数（pulse），代表每分钟的血管搏动次数。

需要注意的是，一些人可能存在"白大衣高血压"现象，

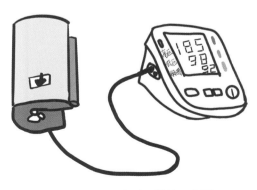

臂式电子血压计测量数值示意图

即到医院测量时血压高，但自己在家中测量时血压正常。这种情况下，可以根据动态血压和（或）家庭血压结果来判断是否存在高血压，两者均可以诊断或排除高血压。尤其是动态血压，目前认为是诊断高血压的"金标准"。动态血压是指使用自动血压测量仪器，通过 24 小时内的多次测量（包括夜间）记录到的血压。对于存在"白大衣高血压"的人群，即便经过动态或家庭血压监测最终未诊断高血压，也不能高枕无忧。因为这种现象在一定程度上反映了测量对象交感神经兴奋性比较高，将来发生高血压的风险也相对更高，因此仍需要积极监测。

3 哪些人容易得高血压

高血压的发生和包括生活方式在内的人群特征有一定关系。以下人群高血压的发生风险相对更高。

• 中老年人群

高血压在中老年群体中高发，年龄越大，患病率越高。需要指出的是，由于当前生活水平的提高和饮食结构变化等因素，高血压的发病人群越来越呈现年轻化趋势。

• 饮食过咸的人群

食盐的主要成分是氯化钠。饮食过咸会导致血液内钠离子浓度升高，机体为了稀释血液而调节更多的水分进入血管，血管负担增加进而引起血压升高。需要提醒的是，除了食盐，生活中还有许多"隐性"高盐食物，如酱油、味精、蜜饯、酱菜、火腿肠、鸭脖等。

• 过量饮酒的人群

过量摄入酒精会使血管硬化、弹性下降，导致血压升高。有观点认为喝少量酒，血管扩张了，血压就下来了。但饮酒只会在短时间内使血管扩张、血压下降，不喝酒时血压又会上升，而长期大量饮酒会使血压更容易升高。

• 吸烟人群

香烟中的尼古丁会让中枢神经和交感神经兴奋，促进肾上腺释放大量儿茶酚胺类递质，使心跳加快、血压升高。

- 肥胖人群

随着生活水平的提高，超重和肥胖人群越来越多，尤其是大腹便便的向心性肥胖。体重增加的同时，血容量也在增加，使心脏负担加大、血管阻力增加。另外，脂肪在内脏堆积的同时也会在血管内堆积，导致血管腔变窄、血压升高。

- 压力过大、情绪易激动的人群

精神压力、情绪激动会导致神经内分泌系统调节异常，肾上腺素、血管紧张素等分泌，使血管收缩、血压升高。此类人群服用降压药物的效果并不十分理想，往往需要结合心理调适。

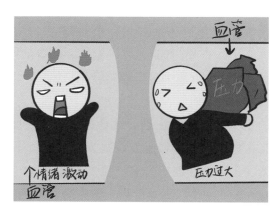

压力、情绪导致血管收缩、血压升高

- 有高血压遗传家族史的人群

如果家族中有高血压患者，则个体高血压的患病概率要明显高于正常人群。除了遗传因素外，相似的生活习惯也造成了这一情况。比如高血压患者家庭中共同进餐的成员口味往往都偏咸，再比如父母都不爱运动会导致孩子也不爱运动并且常有肥胖。如果养成良好的生活习惯，如减少盐摄入、不吸烟、不喝酒、保持健康体重，同样可以避免高血压。

4 高血压会有哪些症状

高血压的典型症状主要有头痛、头晕、头昏、头胀、心悸等。但很多最终诊断为高血压的患者是偶然发现的，且追问病史也无严重的典型症状，甚至收缩压高达 200 mmHg 以上时也无症状或仅有轻微症状。

就高血压而言，可怕的不是疾病本身，而是它不易被察觉，悄无声息地就可导致脑卒中、动脉夹层等致命性疾病，所以高血压也被称为"无声的杀手"。

如何及早辨识自己是否患有高血压至关重要。如果有以下信号，需要警惕高血压的存在，及时就医和监测血压。

- 头晕

为高血压最多见的症状。有些是一过性的，常在突然下蹲或起立时出现；有些则是持续性的。头晕可表现为头部持续性沉闷不适感，严重的可妨碍思考、影响工作，并失去对周围事物的兴趣。当出现高血压危象或椎-基底动脉供血不足时，可出现眩晕。

- 头痛

多为持续性钝痛或搏动性胀痛，有时甚至有炸裂样剧痛。常在早晨刚睡醒时发生，起床活动及饭后逐渐减轻。疼痛部位多在额部两旁的太阳穴和后脑勺处。

- 烦躁、心悸、失眠

高血压患者性情多较急躁，遇事敏感、易激动。心悸、失

眠较常见，失眠多为入睡困难或早醒、睡不踏实，易做噩梦、
惊醒。

- 注意力不集中，记忆力减退

早期多不明显，随着病情发展而逐渐加重，表现为注意
力易分散，很难记住近期的事情，而对过去（如童年时代）的
事情却记忆牢固。

- 肢体麻木

常见手指、足趾麻木或项背肌肉紧张、酸痛，部分患者
常感觉手指不灵活。若有肢体麻木，应及时到医院就诊，预防
卒中发生。

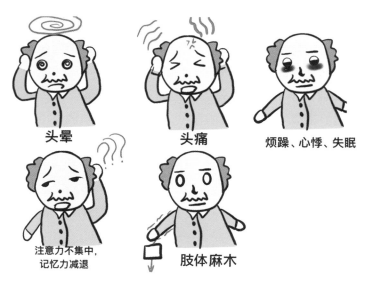

头晕　　　　头痛　　　　烦躁、心悸、失眠

注意力不集中，
记忆力减退　　　　肢体麻木

高血压的典型症状

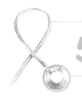

5 高血压能治愈吗

　　绝大多数高血压只能应用药物或其他手段进行控制，仅小部分继发性高血压可以治愈。

　　我们常说的高血压，在医学上多属于原发性高血压，是由一种或多种病因导致的慢性疾病。对于原发性高血压，我们需要通过改善生活方式联合药物治疗等措施，使血压控制在合理的水平。少部分患者在严格的生活方式干预下，不需要服药也可维持正常的血压水平，这通常是刚出现血压升高的年轻患者。但需要注意的是，一旦恢复不良的生活方式，如抽烟、喝酒、高油和高盐饮食、焦虑、不运动等，那么血压很可能会再

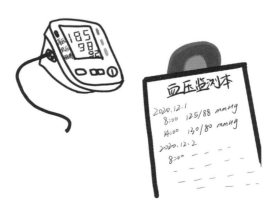

定期血压监测很重要

次升高。另外，血压一般随着年龄的增大而升高。对于老年人或者长期高血压患者，其血管结构已经受到损害，很难仅通过生活方式改变就把血压控制住。这也是人们通常会说高血压不能治愈，只能控制的主要原因。但也无须担心，通过服药，配合健康的生活方式及定期血压监测，血压还是可以控制在理想水平的。

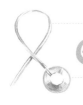

6 血压是一成不变的吗

人体血压有自身的生理性动态变化规律，并非一成不变。正常情况下，人体血压在上午 6～10 点处于全天的最高峰，随后缓慢下降；下午 16～18 点会达到第二个高峰（低于上午的高峰）；到了夜间，血压又会下降 10%～20%，凌晨 2～3 点是全天血压波动中的低谷。这种"两峰一谷"的生理性血压动态变化，我们称之为勺型血压。

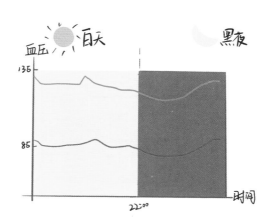

勺型血压示意图

人体血压的昼夜节律性是衡量血压状态的重要参数之一，失去生理性勺型血压是独立于血压水平以外的重要不良危险因素。通过动态血压监测，可以很好地检测出血压节律的异常。

血压节律异常有以下几种。

— 超勺型血压：指夜间血压较日间血压低（超过 20%），即夜间血压过低。例如，平时日间收缩压 160 mmHg，如果夜间收缩压测量值降低超过 20%（即低于 128 mmHg 时），就可以称为超勺型血压。由于夜间灌注不足，超勺型血压被认为是发生腔隙性脑梗死的危险因素。

— 非勺型血压：指昼夜血压均升高，夜间血压下降小于 10%，也就是血压动态波动不明显。血压波动呈非勺型，甚至呈直线，会造成更严重的血管壁损耗，从而导致疾病。

— 反勺型血压，指夜间血压高峰高于清晨的血压高峰。夜间收缩压与日间收缩压的比值越高，发生心血管事件的风险就越高，对靶器官的损害就越大。

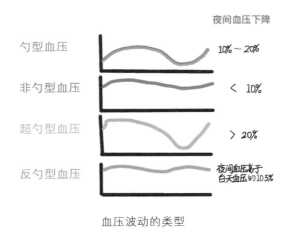

血压波动的类型

根据一天中血压变化的规律调整降压药的服用时间，结合生活方式的调整，可以优化血压控制效果。比如，超勺型和勺型高血压患者可清晨服药，而反勺型或非勺型高血压患者可在下午、晚餐后、睡前服药。

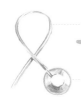

7 季节变化对血压有什么影响

人体的血压与季节关系密切，一般来说夏季血压低于冬季血压。夏季气温高，血管扩张，使血管阻力降低，同时出汗量也较多，故血压稍低；冬季气温低，血管收缩，使血管阻力增加，且出汗少，故血压稍高。

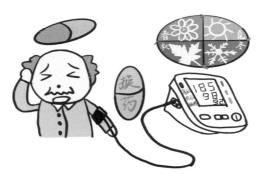

血压与季节关系密切

与血压正常的人群一样，高血压患者也有血压的季节性变化。年龄越大、高血压病程越长，血压随季节变化的波动幅度就越大。所以高血压患者，尤其是老年高血压患者，要注意季节变化带来的血压波动，应当在季节更替时增加血压监测频率，及时调整降压药物，以减少血压波动带来的心脑血管不良事件风险。

另外，高血压患者同时也需要注意温差剧烈变化对血压的即刻影响。比如冬季从温暖的房间外出时，需注意保暖，戴好围巾、帽子等，防止室外冷空气造成血管急剧收缩，引起血压急性升高；洗澡时应提前将浴室暖气打开，等浴室升温后再脱衣、洗澡。在夏季应避免正午及高温时间段外出；从室外高温环境进入开了空调的室内前，尤其是有大量出汗时，可先在阴凉通风处休息过渡后，披上外衣再进入室内。

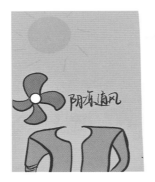
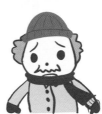

高血压患者应注意温差剧烈变化

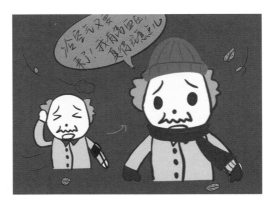

老年高血压患者注意季节变化带来的血压波动

8 高血压有什么危害

　　高血压的危害，往往是潜移默化的。即便没有症状，也不代表没有危害。大多数高血压患者，初期可能没有特殊不适，一些身体症状也不易被发现。随着病情发展，全身细小动脉渐渐硬化，中等及大动脉出现内膜脂质沉积，形成粥样硬化斑块和血栓。容易受到损害的动脉包括心脏冠状动脉、脑动脉、肾动脉等。随之而来的是身体的重要器官，如心、脑、肾等，受到损害。因此，高血压通常又被称为健康的"隐形杀手"。

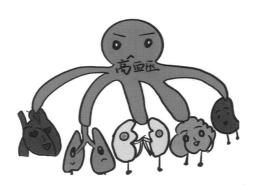

高血压：健康的"隐形杀手"

　　需要指出的是，当代年轻人患高血压的越来越多，其中无症状者占了一半以上，部分人仅偶尔出现头晕、头痛等不典型症状。很多人不知道自己已经患上了高血压，再加上忙于工作和照顾家庭，常会拖到病情恶化时才就医。但这时，患者往往已经出现心、肾功能损害甚至卒中、心肌梗死，导致残疾、死亡等严重后果。

　　出现高血压症状的患者往往会自觉就医，积极治疗。但无症状的患者即使知道自己患有高血压，依从性也很差，常常会不治疗或者不坚持治疗。如果长期不治疗，高血压的危害会最大化。持续血压升高会损害心、脑、肾和主动脉等，最终导致心力衰竭、脑出血、肾功能衰竭等严重并发症，从而影响健康甚至危及生命。

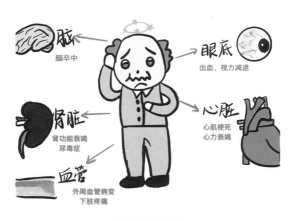

脑
脑卒中

眼底
出血、视力减退

肾脏
肾功能衰竭
尿毒症

心脏
心肌梗死
心力衰竭

血管
外周血管病变
下肢疼痛

高血压的危害

诊 断 篇

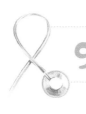

9 如何诊断高血压

诊断高血压首先需要正确地测量血压。血压测量主要涉及诊室血压测量、家庭血压测量及动态血压测量三种情形，之后再根据测量结果来确定是否患有高血压。

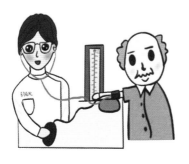

诊室血压测量

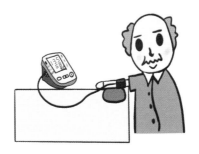

家庭血压测量

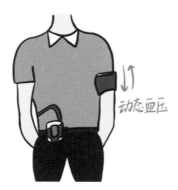

动态血压测量

表 9-1　高血压的诊断标准

测量方式	诊 断 标 准
诊室血压	非同日 2～3 次血压 ≥ 140/90 mmHg
家庭血压	血压平均值 ≥ 135/85 mmHg（去除第 1 天读数后）
动态血压	24 小时平均动脉压 ≥ 130/80 mmHg，日间动态血压 ≥ 135/85 mmHg 且夜间动态血压 ≥ 120/70 mmHg

　　在诊断高血压的过程中，需要注意以下情况：① 建议在 4 周内复查 2 次，非同日 3 次测量均达到上述诊断标准，方可确诊；② 需要甄别"白大衣高血压"，它指反复出现诊室血压升高，而诊室外动态血压或家庭血压正常。

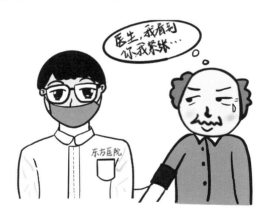

白大衣高血压

　　对于初次诊断高血压的人群，需要接受更为详细的评估。评估内容包括病史、体格检查及辅助检查等，其目的是明确心血管疾病发病风险、靶器官损害及并存的临床情况，这些信息是制订高血压治疗策略的重要组成内容。建议每年评估一次，具体评估内容包括：① 病史，既往是否有糖尿病、脑卒中、冠状动脉粥样硬化性心脏病、心力衰竭、肾脏疾病、外周动脉粥样硬化等合并症；高血压、糖尿病、血脂异常及早发心血管病家族史；吸烟、饮酒史；② 体格检查，如血压、心率、心律、身高、体重、腰围及有无下肢水肿等；③ 辅助检查，如血常规、尿常规、生化（肌酐、尿酸、谷丙转氨酶、血钾、血糖、血脂）、心电图［识别有无左心室肥厚、心肌梗死、心律失常（如心房颤动）等］。必要时还需要进行动态血压监测、超声心动图、颈动脉超声、尿白蛋白 / 肌酐、X 线胸片、眼底检查等。

另外需要注意的是，5%～10% 的高血压患者为继发性高血压。初次诊断高血压的患者，特别是年纪相对较轻、没有家族史、血压呈忽高忽低或急剧增高的，通常需要排除继发性高血压的可能。若为继发性高血压，病因治愈后高血压一般即能治愈。

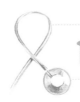

10 什么是 24 小时动态血压监测

　　应用动态血压监测仪器，测定受试者 24 小时内每隔一定时间的血压数值，即 24 小时动态血压监测。它可以最大限度保证受试者在 24 小时内血压得到有效监测。

　　医生会给监测对象的非优势手臂（一般是左上臂）或者基础血压较高的一侧手臂戴上大小合适的袖带，袖带连接一个小型的可随身携带的血压计。通过预设测量时间间隔定期测血压，从而得到受试者 24 小时内的血压数据。测量间隔一般是日间每 15～20 分钟测量 1 次，夜间每 30 分钟测量 1 次。

　　动态血压监测的结果分析需要至少 20 个日间血压读数和 7 个夜间血压读数，其诊断高血压的标准为：24 小时平均动脉

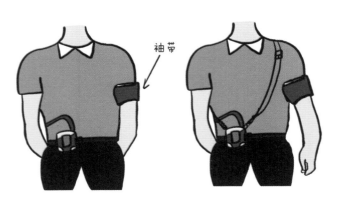

动态血压监测示意图

压 ≥ 130/80 mmHg；日间动态血压 ≥ 135/85 mmHg 且夜间动态血压 ≥ 120/70 mmHg。

与诊室血压监测或家庭血压监测相比，动态血压监测具有测量次数多，无测量者误差，可以避免和鉴别"白大衣高血压"效应、测量睡眠期间的血压、监测隐蔽性高血压及诊断单纯性夜间高血压等优点。另外，通过动态血压监测也可以观察血压节律和变异情况；对于使用药物治疗的高血压患者，可以评估药物治疗的效果；并且，动态血压监测结果对判断患者预后也具有重要作用。

需要注意的是，袖带频繁充气可能导致受试者产生不适，并因此在监测期间自行撤除袖带，这不利于得出正确的诊断报告。

11 为什么要对高血压患者进行心血管风险分层

虽然高血压是影响心血管事件发生和预后的独立危险因素，但并非唯一决定因素，大部分高血压患者还有除血压升高以外的心血管危险因素。也就是说，即便两位同样年龄、血压升高幅度也相同的患者，但若合并因素不同的话，他们各自面临的心血管风险也不同。因此，高血压患者的诊断和治疗不能只依据血压水平，更要进行综合的心血管风险分层评估，以预测 10 年心血管不良事件的发生概率。危险分层越高，发生不良事件的可能性就越大。

我国根据患者心血管风险水平，将高血压患者依次分为低危、中危、高危和很高危 4 个层次，其对应的 10 年心血管不良事件发生概率分别为 < 15%，15%～20%，20%～30% 和 > 30%。具体分层时，医生应首先根据血压水平对患者进行区分，随后根据其是否合并其他危险因素来做最终风险分层。

对高血压患者进行综合心血管风险分层，有利于确定启动降压治疗的时机、优化降压治疗方案、确定更为合适的血压控制目标和进行患者的综合管理。对于危险程度越高的人群，越要强调血压控制的重要性。

老年高血压和糖尿病

表 11-1 高血压患者心血管风险分层

其他心血管危险因素和疾病史	血压水平（mmHg）			
	SBP 130～139 和（或）DBP 85～89	SBP 140～159 和（或）DBP 90～99	SBP 160～179 和（或）DBP 100～109	SBP ≥ 180 和（或）DBP ≥ 110
无	—	低危	中危	高危
1～2 个其他危险因素 *	低危	中危	中/高危	很高危
≥3 个其他危险因素 **，靶器官损害，或 CKD3 期，无并发症的糖尿病	中/高危	高危	高危	很高危
临床并发症 ***，或 CKD ≥ 4 期，有并发症的糖尿病	中/很高危	很高危	很高危	很高危

注：* 心血管危险因素：1. 男性＞55 岁，女性＞65 岁；2. 吸烟；3. 糖耐量异常；4. 血脂异常；5. 腹型肥胖；6. 早发心血管病家族史；7. 高同型半胱氨酸血症。

** 靶器官损害危险因素：1. 左心室肥厚；2. 颈动脉内膜增厚或粥样斑块；3. 肾小球滤过率减低或轻度血清肌酐升高；4. 微量白蛋白尿。

*** 临床并发症：1. 脑血管疾病；2. 心脏疾病；3. 肾脏疾病；4. 外周血管疾病；5. 视网膜病变；6. 糖尿病。

CKD：慢性肾脏疾病；SBP，收缩压；DBP，舒张压。

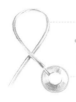

12 什么是继发性高血压

继发性高血压是指其他疾病在发生、发展过程中导致的血压增高。当原发病治愈后，血压也会随之下降或恢复正常。

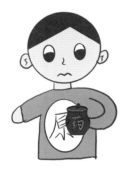 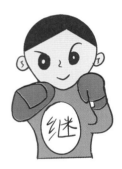

原发性高血压：
可控制，不能完全治愈

继发性高血压：
病因治愈后，就能治愈

原发性与继发性高血压

导致继发性高血压的常见原因包括肾动脉狭窄、主动脉狭窄、阻塞性睡眠呼吸暂停综合征、原发性醛固酮增多症、嗜铬细胞瘤、皮质醇增多症等。继发性高血压患者除了面临血压升高带来的危害外，还遭受原发病带来的心血管系统以外的损害，如电解质紊乱、内分泌失衡等。因此，与原发性高血压相比，继发性高血压的整体危害更大，早期识别和治疗也更有必要。

对于年轻人的新发高血压、顽固性高血压，一般都需要进行筛查以排除继发性高血压的可能性。包括内分泌科、肾内科等在内的多学科诊治团队，可对此类患者进行快速的继发性高血压诊断与鉴别诊断。

治 疗 篇

13 降压药物这么多，该怎么选择

临床上用于降压治疗的药物种类繁多，按药物作用的机制，基本上可分为五大类：① 利尿剂，如氢氯噻嗪、呋塞米、螺内酯等；② β 受体阻滞剂，如美托洛尔、比索洛尔等；③ 钙通道阻滞剂（CCB），如氨氯地平、硝苯地平、尼卡地平等；④ 血管紧张素转换酶抑制剂（ACEI），多为临床上常见的"普利"类药物，如卡托普利、培哚普利、贝那普利等；⑤ 血管紧张素Ⅱ受体拮抗剂（ARB），也就是临床上常见的"沙坦"类药物，如缬沙坦、厄贝沙坦、替米沙坦等。另外，目前临床上应用的药物还包括由以上药物组成的固定配比复方制剂。

理论上这五大类降压药物均可以作为降压治疗的初始选

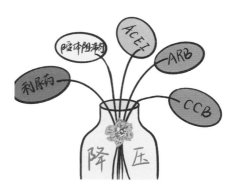

降压药的种类

择。尽管在临床上医生往往会根据患者的特殊性、合并症等，选择更具针对性的药物，进行个体化治疗，但也有一些共性原则是需要考虑的。共性原则主要包括：① 根据血压水平和心血管风险选择初始单药治疗，或是多药联合治疗。对血压 ≥ 160/100 mmHg、高于目标血压 20/10 mmHg 的高危患者或单药治疗未达标的高血压患者，应进行联合降压治疗，包括自由联合或单片复方制剂。② 初始治疗时通常会给予常规剂量的降压药物，老年人群通常应采用较小的有效治疗剂量，随后根据血压控制情况，逐渐增加至足剂量。③ 优先使用长效降压药物，以 24 小时有效控制血压，预防心脑血管并发症发生。

钙通道阻滞剂通常适用于老年高血压、单纯收缩期高血压及高血压合并冠状动脉粥样硬化性心脏病的患者，同时它也可与其他四类药物联合使用。血管紧张素转换酶抑制剂或血管紧张素 II 受体拮抗剂对高血压患者具有良好的靶器官保护和心血管事件预防作用，适用于合并心力衰竭、糖尿病等心肾合并症的患者。以上两类是目前临床上使用最为广泛的降压药物。

需要指出的是，每一种类型的降压药物都有相应副作用及应用限制，如钙通道阻滞剂可引起踝部水肿、血管紧张素转换酶抑制剂可引起干咳、利尿剂可导致电解质紊乱、β 受体阻滞剂可引起心动过缓等，需要在使用前及使用中加以注意。另外，多数高血压患者需要接受多种类型的降压药物联合治疗，才能有效控制血压。为方便患者服药、增加依从性效价比，近年来复方制剂降压药物已在临床上广泛应用。

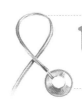

14 长效和短效降压药有什么区别

降压药物有长效和短效之分。顾名思义，长效药物起效较慢，但更稳定，通常用于血压的长期控制，每天服用1次；短效药物起效快，但作用时间短，通常用于紧急情况下的血压控制，若用于长期血压控制，每天需要服用2～3次。

长效与短效降压药物的具体差别体现在以下方面。

● 药效持续时间

短效药物的特点是起效快、作用消失也快。服药后一两个小时甚至更短的时间内就可以发挥明显的降压作用，但几小时后药物作用减弱，血压可再次升高。短效药物目前一般用于高血压急症和亚急症情况下，需要快速降低血压时。长远来看，短效降压药导致的血压明显波动对健康不利。

长效药物的药效持续时间长，可以使血压在24小时内较为稳定地控制在理想范围内，减小了血压波动。此外，长效药物服用后需要一定时间才能充分发挥作用，对于刚开始应用降压药物的患者而言，可使增高的血压逐渐降到正常，避免血压迅速降低对心脑产生不良影响。

● 用药次数

长效药物通常每天只需要服用1次即可维持24小时，而短效药物通常需要每天服用2～3次。一般来讲，应用长效药物治疗更方便、不容易漏服，对帮助患者长期坚持服药有利。而患者常常会漏服短效药物，如应该服用 3 次却服用了 2 次甚至只服用了 1 次，这会影响血压控制效果，增加心脏、脑、肾脏损害的风险。

● 服药时间

一般医生会建议在晨起空腹时服用长效药物，避免其受到食物的影响。而且由于早晨起床后，患者会有晨峰血压升高，此时服用降压药物可以避免晨峰高血压的出现。短效药物发挥作用的时间短，若考虑长期应用的话，一般在三餐后服用。

● 副作用和价格

一般而言，长效药物副作用较少。其维持长效的关键是药物剂型，通常为缓释或控释剂，通过特殊的控释隔膜来控制药物的释放速度以维持药效持续时间。由于生产成本的缘故，长效药物往往较贵。短效药物在价格方面会更便宜一些，但发生副作用的可能性更大。

高血压的药物治疗应优先选用长效药物，以 24 小时有效控制血压，更有效地预防心脑血管并发症。对于刚开始应用降压药物治疗的患者，在服药的前几天或一周左右，血压可能没

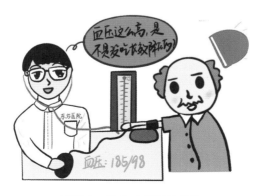

长期降压优先选择长效药物

有降到目标值，也不用过于着急。因为绝大多数的长效药物并非立竿见影，其最大的降压疗效通常出现在用药后 4 周左右。除高血压急症和亚急症外，对绝大多数高血压患者来说，可以根据病情需要，在 4～12 周内将血压逐渐降到目标值即可。降压速度太快可能会造成心脑血管供血不足，进而发生意外。

与高血压和平相处

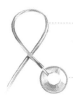

15　什么是单片复方制剂降压药

单片复方制剂降压药（SPC）是指将两种甚至更多种作用机制不同的降压药物经过加工合成为一片药物。对于高血压患者来说，如果足量使用一种降压药物仍不能使血压控制达标，就需要考虑增加其他类型的降压药物来同时使用，也就是我们所说的联合降压治疗。单片复方制剂降压药也是在这一大背景下产生的。

单片复方制剂降压药其实在我国由来已久，既往广为使用的复方利血平、珍菊降压片等均属于复方制剂降压药。当代单片复方制剂降压药因其药物成分明确，循证证据充分，

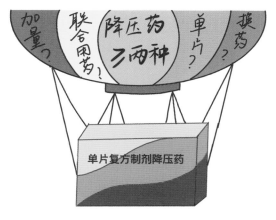

单片复方制剂降压药

应用也越来越普遍。2010 版《中国高血压防治指南》、我国台湾地区 2015 版《台湾心脏学会 / 台湾高血压协会（TSC/THS）高血压管理指南》和 2013 年《欧洲高血压协会 / 欧洲心脏学会（ESH/ESC）高血压治疗指南》等都肯定了单片复方制剂降压药在高血压治疗中的地位。对于需要使用联合降压治疗的患者，单片复方制剂降压药已被列为优先推荐等级。

与传统的单一降压药物或单一药物的联合应用相比，单片复方制剂降压药的主要优势在于其降压效果优于单一药物；内含药物多为长效剂型，绝大多数单片复方制剂降压药每天只需服用 1 次，每次只需要服用 1 片。服药次数少、服药数量少，这有助于减少漏服、提高患者用药依从性，从而有利于血压的长期控制及降低心脑血管风险。

目前临床常用的单片复方制剂降压药多以不同种类的常用降压药物联合而成，包括：血管紧张素转换酶抑制剂（ACEI）或血管紧张素 II 受体拮抗剂（ARB）联合钙通道阻滞剂（CCB）、ACEI 或 ARB 联合噻嗪类利尿剂、β 受体阻滞剂联合钙通道阻滞剂等。部分常用单片复方制剂降压药物可参见下表。

表 15-1　常见单片复方制剂降压药种类和成分

药　　物	成分剂量	成分类型	剂量和用法
缬沙坦 / 氨氯地平片	缬沙坦 80 mg 氨氯地平片 5 mg	ARB+CCB	口服，1 片 / 次，每日 1 次
氨氯地平 / 贝那普利片	氨氯地平片 5 mg 贝那普利 10 mg	CCB+ACEI	口服，1 片 / 次，每日 1 次

药　物	成分剂量	成分类型	剂量和用法
替米沙坦 / 氢氯噻嗪片	替米沙坦 80 mg 氢氯噻嗪 12.5 mg	ARB+ 利尿剂	口服，1 片 / 次，每日 1 次
赖诺普利 / 氢氯噻嗪片	赖诺普利 10 mg 氢氯噻嗪 12.5 mg	ACEI+ 利尿剂	口服，1 片 / 次，每日 1 次，根据服药期间血 压变化情况调整剂量
比索洛尔 / 氢氯噻嗪片	比索洛尔 2.5/5 mg 氢氯噻嗪 6.25 mg	β 受体阻滞 剂 + 利尿剂	晨起口服；初始用 2.5/6.25 mg，每日 1 次； 效果不佳者用 5/6.25 mg， 每日 1 次
尼群地平 / 阿替洛尔片	尼群地平 5 mg 阿替洛尔 10 mg	CCB+β 受体 阻滞剂	空腹时口服，2 片 / 次， 每日 1～2 次

　　需要指出的是，单片复方制剂降压药所含药物剂量相对固定，增减其中单个内含药物的剂量较为困难。另外，应用单片复方制剂降压药时需要全面了解内含组分的禁忌证或可能的不良反应。

16 降压药的缓释片与控释片有什么区别

缓释片和控释片都是指可以通过特殊工艺控制药物的释放的片剂，临床上有很多心血管药物都会用到。由于字面意思接近，两者容易混淆。但在原理上，两者还是存在一定区别的。

缓释片通常相对短效药物而言，服用后其药物成分能在较长时间内缓慢释放，以达到作用持续时间更久的目的。缓释片的药物释放呈一级速度，即非恒定、按时释放，释放量先多后少。可以将缓释片想象成药物上面包裹了一层保护膜，在减少局部刺激的同时延缓了药物成分的释放。

控释片指药物在预定时间内以预定速度恒定释放，使血药浓度长时间恒定维持在有效范围内的药物制剂。与缓释片相比，控释片的药物成分释放呈零级或接近零级速度，所用材料与工艺要求更高，制备成本也相对更高，更适用于治疗精度要求高、需长期用药的患者。可以将控释片想象成一片药物被等分成相同小粒后再包上一层保护膜，每一份都能起到类似缓释制剂的效果。

尽管制作工艺不同，但两者在临床应用中的差异正在逐渐被淡化。无论是缓释片还是控释片，两者都具有减少服药次数、维持平衡的血药浓度、降低毒副作用、减少用药总量等优点。

需要注意的是，无论是缓释片还是控释片，一般来讲都不主张掰开服用。特别是缓释制剂，掰开服用被认为会破坏药物的缓释包膜，削弱药物缓慢释放的能力。但也有部分缓释制剂在临床上可以掰开服用，最常见的是琥珀酸美托洛尔缓释片（倍他乐克），根据病情需要，医生可能会让患者从 1/4 片开始应用。

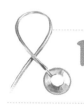

17 降压药什么时间服用效果最好

多数长效药物推荐在早晨起床后半小时左右服用，其效果会达到最佳状态。

正常情况下，清晨觉醒前后血压迅速升高，也就是正常血压"勺型"曲线中的第一个峰值，随后日间血压一直维持在较高水平。对于每天应用 1 次的长效药物，起床后半小时左右服用可起到良好的控制上午高峰的效果，有助于血压控制。对于某些需要每日服用 2 次的降压药物，在每天正常生理血压的高峰阶段服用，也就是在上午 6～10 点和下午 4～6 点，效果会更好。另外，对于每日应用 1 次的长效药物，建议空腹服用，通常在早餐前 20 分钟左右，其降压效果也会达到最优。对于需要下午再次服用的药物，空腹与否并不重要。

对于夜间高血压、血压高峰出现在晚上的反勺型高血压等某些特殊类型的高血压患者，除了早上需要服用降压药物外，医生也可能会建议在夜间睡前增加服药 1 次。对于少部分单纯夜间血压增高的患者，只需要睡前服用一次降压药物。但不建议将利尿剂放在夜间服用，因为这类降压药物导致的解尿频次增加会影响患者夜间休息，对血压控制不利。

需要注意的是，清晨血压水平的高峰时段，也是心脑血管事件的高发时段。对于绝大多数高血压患者，需要养成早上按时服药的习惯，避免漏服，以期减少不良事件的发生。通过 24 小时动态血压监测对药物应用效果进行随访观察，有助于评价药物的治疗效果，制订更加科学的"个体化"药物干预策略。

治疗篇

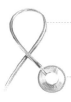

18 什么是药源性低血压

顾名思义，是指由药物导致的低血压状态。药源性低血压在临床上并不少见，特别是在高血压患者中。本来是高血压的患者在接受降压治疗后反而变成了低血压，并且伴有相应的低血压症状。出现这类情况可能导致患者从内心上抵触药物而自行停药，甚至拒绝治疗而导致后期心血管不良事件发生增加。因此，重视和预防药源性低血压也是高血压患者治疗中极为重要的一个方面。

● 定义

从学术定义上讲，药源性低血压是指由于药物的使用导致动脉血压降至收缩压低于 90 mmHg，伴或不伴舒张压低于 60 mmHg，同时伴有头晕、乏力、嗜睡、精神不振、眩晕甚至昏厥等由低血压导致的临床症状。需要注意的是，部分高血压患者

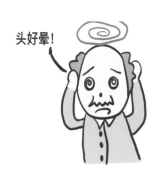

头晕

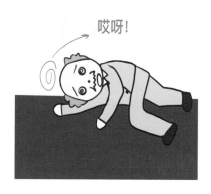

昏厥

在用药后血压下降过快或者下降幅度过大，且出现不适症状，虽然血压未达定义范围，但此类情况亦应纳入药源性低血压。

- 判断依据

药源性低血压的判断依据包括：① 血压降至 90/60 mmHg 或以下，或老年人血压降至 100/70 mmHg 或以下；② 高血压患者用药后血压明显降低并出现低血压的临床表现；③ 卧位时血压正常，从卧位突然变成坐位或立位时血压下降 20～40 mmHg，并出现低血压的临床表现；④ 用药后出现低血压的临床表现，如头昏、眩晕、乏力、精神不振、头重脚轻、嗜睡，甚至面色苍白、大汗淋漓、晕厥等；⑤ 与所用药物有因果关系；⑥ 停用所用药物或减量使用，或缓慢从卧位变成坐位或立位时，血压下降不明显，无低血压的临床表现；⑦ 重新使用致病药物，上述低血压和临床表现再现；⑧ 能排除低血糖、脑血管疾病及其他原因所致的低血压。

- 治疗和预防

一旦发生药源性低血压，并且伴有头晕、乏力、嗜睡、精神不振、眩晕等临床症状，可就地平卧休息，并应停用降压药物。一般而言，单纯由降压药物导致的低血压状态在停药后 1～2 天多能恢复。多饮淡盐水、增加血容量，在一定程度上可改善低血压状态。但严重的低血压，甚至出现晕厥等症状时，需要立刻赴医院就诊，必要时可静脉补液进行升压等支持治疗。

临床上，低血压也会产生危害，因此预防极为重要。药源性低血压的预防措施包括：① 对药物敏感及体质较弱的患者在用药之前务必将情况告知医务人员；② 要严格遵医嘱服药，不可随意增减药物剂量；遵医嘱服药的范围包括服用药物的名称、剂量和服药途径（嚼服、舌下用药、吞服等），如控释片就不可以掰开服用或嚼服；③ 老药新用或首次用某种降压药时应慎重，先从小剂量开始，逐渐增加至最佳剂量，用药期间应密切关注不良反应，如有异常应立即停药并前往医院就诊咨询；④ 多种降压药联合使用时需由专业医务人员指导，切忌自行加用不同种类的降压药物；不合理的联合用药往往是导致药源性低血压的关键，需定时到医院随访以调整用药；⑤ 避免高温环境、蒸汽浴、过于激烈的运动及饮酒，这些情况可促进或加重药源性低血压的发生。

需要指出的是，保持乐观的心态、遵医嘱用药、养成规律监测血压的习惯，是预防药源性低血压的有效手段。

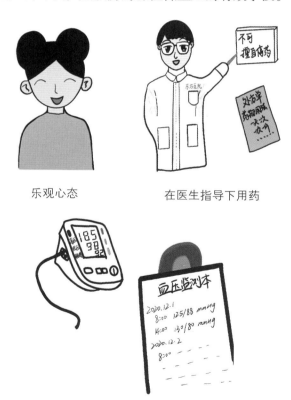

乐观心态　　　　在医生指导下用药

规律监测血压

19 血压正常了，可以不服降压药吗

服用药物后，血压恢复到了正常范围，就想不服药，这是不可以的。服用降压药物后血压恢复到正常及合理范围内，这是由于药物的作用。一旦停药，血压仍然会升高。

高血压的本质是动脉系统的病变。随着年龄增加，动脉血管管壁增厚、硬化，最终导致血压升高。作为一种与老龄化相关的慢性疾病，高血压需要长期、规范治疗，血压才能控制在合理范围内，从而降低不良事件的发生风险。降压药物可控制血压、预防高血压并发症的发生，把危害降到最低，但它并不能让已经老化的血管恢复正常。

现实生活中，若服用药物后血压已经恢复正常了，有患者担心再继续服药会造成低血压；或者觉得"是药三分毒"，怕药物服用多了反而对身体不利；又或者不甘心年纪轻轻就要一辈子服用药物；还有担心过多、过早服药，以后药物会不起作用。出于各种顾虑，患者会自行停用降压药物。

需要指出的是，对于多数高血压患者而言，应用降压药后血压会逐渐恢复正常。贸然停药或间断服药会引起血压波动，这反而对心脑血管系统的危害更大。也有患者没有养成规律测量血压的习惯，用药仅凭感觉，头晕不适了就服用几天，没不舒服了就不服用。这同样会导致血压波动，从而增加不良事件的发生风险。另外，任何一种药物的降压幅度都是有限的。血压越高，用药后血压下降的幅度越大；血压正常或接近正常时，降压药对血压的影响就较小了。

与此同时，也要警惕如前文所述的"药源性低血压"。若出现此类情况，在征得医生同意后可考虑临时停用降压药物，然后按医嘱调整治疗方案并监测血压。对于继发性高血压，在解除导致高血压的因素后，通常不服降压药，血压也能恢复正常。在天气变暖的时候，血压可能会自然偏低，这时候可以考虑根据血压测量的结果调整降压药物的使用剂量或种类，但通常不能完全停用降压药物。

对于部分年轻的高血压患者，改变生活方式，包括规律运动、减轻体重、低盐饮食、戒烟戒酒等，可起到良好的血压调节作用，甚至可以使患者脱离药物治疗。但对于绝大多数中老年患者，血压控制还是需要依靠长期的药物治疗，生活方式的改变并非决定性因素。因此，对于绝大部分高血压患者，哪怕药物干预后血压恢复到了正常、合理的范围，仍然需要长期服用降压药物，不可擅自停药。

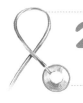

20 除了服药，高血压还有其他治疗方法吗

除了服用降压药物以外，还有一些措施有助于帮助高血压患者控制血压。这些措施主要围绕改善自身的生活方式展开，包括运动、减重、戒烟、低盐和低脂饮食等。良好的生活方式对改善高血压和预防各种心脑血管疾病都有很大帮助。

但同时也要认识到，仅凭借良好的生活方式，血压的控制效果远不能达到"治疗"的程度。根据既往的研究报告，改善生活方式对血压的控制作用是有限的，而且不会产生叠加效应。

表 20-1　改善生活方式可获得的降压效果

方　式	目　　标	可获得的收缩压下降效果
减少钠盐摄入	每人每日食盐摄入量不超过 6 g	2～8 mmHg
减轻体重	BMI < 24 kg/m^2，腰围 < 90 cm（男）或 < 85 cm（女）	5～20 mmHg/ 减重 10 kg
规律运动	中等强度运动，每次 30 分钟，每周 5～7 次	4～9 mmHg
限制饮酒	每日饮酒量限制：白酒 < 50 ml（1 两）或葡萄酒 < 100 ml 或啤酒 < 250 ml；女性减半	2～4 mmHg

注：BMI，体重指数。各种方式产生的降压效果不会叠加。

对于早期发现的轻度血压增高，特别是伴有不良生活习惯的年轻患者，通过积极改善生活方式，有可能让血压在不用药的情况下恢复正常，但仍需要进行密切的血压监测，以免错失药物干预的时机。

有些高血压患者认为服药后就"万事大吉"了，反正血压有药物保护，就放任维持不良的生活习惯，不运动也不控制饮食等。这类思想和做法也是极其错误的。除了坚持长期服药，高血压患者都应该开始并长期坚持生活方式干预，它对血压控制和预防心血管不良事件的发生都是极为有益的。

因此，高血压患者除了服药以外，生活方式改善也是血压控制的重要措施，是整体降压策略中的重要组成部分。两者结合，能更有效地将高血压控制在正常、合理的范围内。

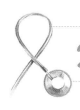

21 血压控制是越低越好吗

答案是否定的：血压控制并非越低越好。控制高血压的目的是预防、减少高血压导致的心脑血管不良并发症发生率和降低总体死亡风险。但同时也要明白，血压是重要的生命体征，人体需要依靠正常的血压才能保障各组织和器官的供血、供氧。血压过低，特别是当收缩压低于 90 mmHg 和（或）舒张压低于 60 mmHg，会导致重要脏器缺血、缺氧，并会产生不良后果。

目前，我国的高血压治疗指南将正常血压定义为收缩压 < 120 mmHg 和舒张压 < 80 mmHg，正常高值为收缩压 120～139 mmHg 和（或）舒张压 80～89 mmHg；当收缩压 > 140 mmHg 和（或）舒张压 > 90 mmHg 时，就定义为高血压。据此，高血压患者若要将血压控制到正常的话，应当使血压达到 120/80 mmHg 以下。但由于患者对治疗的耐受性和治疗的复杂程度不同，个体血压控制的范围也有所不同，并不是越低越好。特别是对于一些高危、特殊人群，有不同的降压目标范围。

• 老年人群

我国将 60 岁以上人群划为老年人群，世界卫生组织（WHO）的标准则将年龄 > 65 岁定义为老年人群。老年人群的血压控制目标值有其特殊性。通常来讲，65～79 岁的老年人，血压控制的第一步为血压降至小于 150/90 mmHg；然后根据耐受情况，若没有血压降低导致的头晕、乏力等不适，血压可进一步降低至小于 140/90 mmHg，随后维持这一标准。对于 80 岁及以上年龄的高血压人群，血压控制至低于 150/90 mmHg 即可。

与高血压和平相处

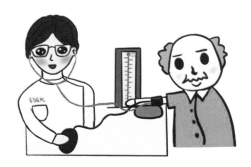

老年人群是高血压的主要人群

● 妊娠人群

对于妊娠女性，推荐血压 ≥ 150 /100 mmHg 时启动药物治疗，治疗目标为血压控制在 150/100 mmHg 以下。如无蛋白尿及其他靶器官损伤，也可考虑在血压 > 160/110 mmHg 时启动药物治疗。

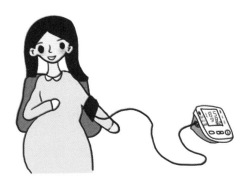

妊娠人群

- 急性脑血管病人群

例如高血压伴脑卒中人群等。对于病情稳定的高血压伴脑卒中患者，降压目标为将血压控制在 140/90 mmHg 以下。急性缺血性卒中并准备行溶栓治疗者的血压应控制在 180/110 mmHg 以下。急性脑出血患者收缩压＞ 180 mmHg时，可使用静脉降压药物控制血压，160/90 mmHg 可作为参考的降压目标值。

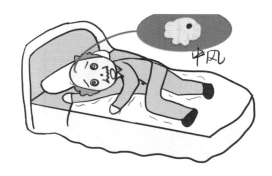

高血压伴急性脑卒中人群

- 高血压伴冠状动脉粥样硬化性心脏病人群

推荐血压＜ 140/90 mmHg 作为合并冠状动脉粥样硬化性心脏病的高血压人群的降压目标；如能耐受，可进一步将血压降至 130/80 mmHg，应注意舒张压不宜降得过低。

- 其他人群

如高血压合并心力衰竭人群推荐的降压目标为小于 130/80 mmHg；一般糖尿病患者的降压目标为小于 130/80 mmHg；慢性肾脏疾病无蛋白尿的人群可控制血压于 140/90 mmHg 以下，有蛋白尿的则应控制在 130/80 mmHg 以下等。

当老年患者同时合并多种疾病时，如同时合并冠状动脉粥样硬化性心脏病、糖尿病等，其血压控制目标应当在能耐受的前提下达到需要控制的最低目标值。但当高血压患者合并颈动脉狭窄，特别是双侧颈动脉严重狭窄时，其血压控制的目标值应当相应地放宽，因为血压过低反而更容易引发卒中。

总体而言，血压并非降得越低越好，因为血压过低也会引起不良症状。特别是对于老年人群，需要一定程度的血压才能稳定控制和维持机体健康状态。血压不稳定或过低，也会影响生活质量，甚至会危害健康。

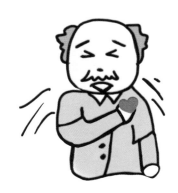

老年人群需要重视血压控制幅度

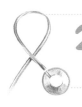

22 高血压治疗过程中容易被忽略的事

高血压的整体治疗和控制过程中，有许多需要注意的事。

● 坚持遵医嘱用药

增减药物种类或剂量时要遵从医嘱，切勿擅自停药。有许多高血压患者用药比较随意，想服用就服用，想停就停。一旦出现头晕、头痛等症状，就自行加大药量。殊不知，血压忽高忽低或下降过快，同样会引起头晕、头痛等不适症状。如果不监测血压而盲目服药，不仅不能稳定控制血压，还会使病情恶化，诱发其他心脑血管疾病。

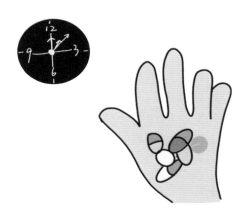

坚持服药，平稳降压

- 注重监测

要注重血压的自我监测，特别是家庭血压监测。随着科技的发展，家用电子血压计已经非常普及，也已成为众多家庭的常备之物。需要养成定期、定时监测血压的习惯，并做好记录。

- 改善生活习惯

高血压患者除了按时服用药物以外，也要注意改变生活中的各种不良习惯。

—— 饮食控制：限制糖、盐的摄入，避免高脂饮食、过量饮酒等。

—— 控制体重：超过正常体重 25 kg 的肥胖人群，其收缩压可高于正常人群 10 mmHg，舒张压高于 7 mmHg。

—— 适度运动：运动可以改善血压水平。除日常活动外，建议每周有 4～7 天进行每日累计达 30～60 分钟的中等强度运动，如步行、慢跑、骑自行车、游泳等。运动强度因人而异，但重度高血压患者或者有心力衰竭等并发症的，需要在血压控制的前提下逐渐开展运动。

—— 保持良好心态，避免情绪激动：长期精神紧张是高血压患病的危险因素之一，人在紧张、愤怒、惊恐、压抑、焦虑、烦躁等状态下，机体会分泌儿茶酚胺，它可以引起血管收缩，从而导致血压升高。研究表明，精神紧张人群发生高血压的风险是正常人群的 1.18 倍。高血压患者应避免情绪激动及过度紧张、焦虑，维持情绪稳定，保持良好心情。

—— 保持足够的睡眠：高质量、充足的睡眠有助于血压的平稳控制。相反，如果晚上睡眠不好而使交感神经兴奋，加之焦虑等因素，容易导致夜间血压升高，形成不正常的血压波动

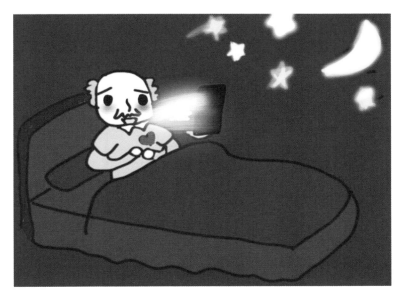

保持足够的睡眠对高血压的控制非常重要

规律。这对心脏、脑、肾脏等靶器官的损害非常大。尤其是血压控制不稳定的人群以及老年人群，更应预防睡眠时间不足或质量不高引发的心脑血管并发症。

预防与保健篇

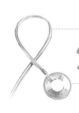

23　测量血压的注意事项

　　正确测量血压是诊断高血压和监测治疗效果的重要前提。在血压测量过程中，有一些问题和注意事项经常会被问起或被忽略。

　　• 电子血压计 vs 水银血压计

　　由于水银血压计存在潜在的污染、操作相对复杂，其应用正在迅速减少。与此同时，随着科学技术的进步，电子血压计快速取代水银血压计，成为当今血压测量的主要工具。与水银血压计相比，电子血压计对测量技术要求低，使用简便，而且可避免人为误差。但也有很多人认为电子血压计的测量结果不准确，每次测得的数值差异较大，不知道该取哪个数值。需要说明的是，每一个电子血压计在出厂前都经过严格的测试并达到标准，我们无须怀疑其准确性，且如今医院内使用的也大都是电子血压计。目前首选臂式电子血压计。不过，也要掌握正确的使用方法，才能获得准确的血压数值。

　　使用电子血压计，也要注意它的一些不足。在某些特殊临床情况下，电子血压计的准确性会受到干扰。例如，严重心律失常，包括心房颤动、频发期前收缩（俗称"早搏"）、心动过缓或过速，或者极度低血压休克等。另外，电子血压计也需要定期校准，这可以在购买处或厂家进行。当怀疑电子血压计测量不准时，可以和水银血压计测得的数值进行比较，若两者

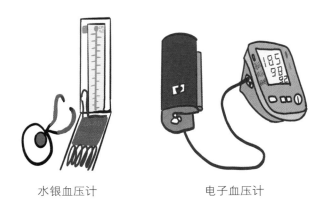

水银血压计　　　　　　　　　电子血压计

相差大于 20 mmHg，则需要对电子血压计进行检查或者校准。

● 左手 vs 右手

健康成年人双侧上肢的血压测量值可以存在差异，这是正常现象，但一般不会相差大于 20 mmHg。如果相差过大，就要注意是否存在上肢动脉病变。怀疑高血压的人群在初次就诊时，应测量双侧上肢血压。若双侧血压测量值不同，通常以血压较高侧的读数作为诊断与疗效评估的依据。

● 血压测量袖带的选择

标准规格的袖带气囊长 22～26 cm、宽 12 cm，袖带气囊至少应覆盖 80% 的上臂周径。如果袖带过短，测量值会偏高。对于肥胖或臂围大（超过 32 cm）的人群，应使用大规格气囊袖带。

● 正确的测量血压的方法

首先，测量血压之前要保持平和的心理状态。通常建议静坐 5～15 分钟后进行血压测量，这样测得的血压通常不会有太大的波动。采取端坐姿势。袖带位置以肘关节上方 1～2 cm 为佳，松紧适中（袖带与手臂之间能伸进一根手指），同时保持袖带中央与心脏处于同一水平位置，手心向上，自然放松。

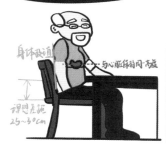

正确的姿势与注意事项
（测量前，请休息至少15分钟，保持轻松安静状态）

测量血压
● 左上臂、右上臂都可以测量
● 预先上好厕所
● 测量请在适宜的居间进行

适用范围：测量人体血压及脉搏

身体坐直 —— 与心脏保持同一高度

理想距离 25~30cm

步骤一：
坐正，放轻松

步骤二：
将袖带置于左手上臂（肘关节上1~2cm），紧贴皮肤绑好，在气管居中（中指对长线）

步骤三：
袖带绑好后，袖带与手臂之间应能自由伸进一下指关

步骤四：
袖带中间处应与心脏处于同一水平位置

步骤五：
手心向上，自然放松，可将另一手放在大腿上

上臂式血压计测量方法

● 隔着衣服测量血压会影响准确性吗

　　一般而言，为了保证测量结果的准确性，建议将上臂衣物脱掉后再测量血压。但在现实生活中，完全脱掉上臂衣物可能有诸多不便，因此允许在保留一层薄衣物（如薄衬衣或薄秋衣）的情况下接受血压测量。这通常不会对测量结果产生明显影响。但需要注意的是，有的患者会将上衣袖子挽起来测量，如果挽起的衣袖包裹上臂太紧，可能会使测得的血

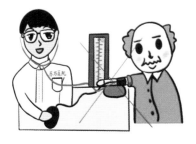

挽起衣袖测血压不妥

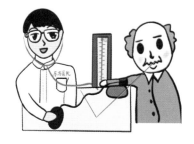

测血压时可以保留一层薄衣物

压值偏低。另外，脱完衣物后应当稍事休息再测量，否则测得的血压值会偏高。

- 坐着测好还是躺着测好

测量血压的正规体位应该是坐位。尽管坐位和卧位测量对收缩压（高压）的影响不大，但坐位测得的舒张压（低压）常常比卧位要高。当然，如果因病情较重或其他原因无法于坐位测量时，也可以躺着测量。卧位测量时患者应该取仰卧位，测量侧的上臂外展约 45 度，手臂下垫软枕，使手臂与腋中线平齐，其他注意事项则与坐位测量相同。

- 一定要去医院测量血压吗

当然不是。甚至在某些情况下，在医院里由医生测量的血压反而有可能"不准确"。例如，患者到医院后由于紧张导致"白大衣高血压"，或者存在"隐匿性高血压"状态。

白大衣高血压的患者平时血压正常，但每到在医院测量时就升高，这通常是因为精神紧张导致的血压暂时性升高。如果仅根据医院内的测量结果进行诊治，可能会给一些实际上血压正常的人群应用降压药物。

隐匿性高血压患者的血压实际上是升高的，而在医院测量时血压可能是正常的。这是因为人体血压存在波动，一般是

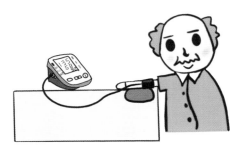

家庭自测血压

白天高、晚上低，但也有部分人群（特别是老年人群）表现为晚上血压升高、白天正常。这就会造成白天去医院时测得"正常"血压，这实际上并不能反映出其真实的血压情况，导致高血压未能被诊断出来，从而增加了风险。

24 小时动态血压监测和家庭自测血压，可筛选出这两种情况。对于已经诊断高血压并接受药物治疗的患者，通常也建议购买一个血压计，在家中自行测量血压，作为监测血压控制效果的方法。

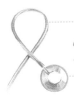

24 家庭自测血压

家庭自测血压已成为高血压患者管理的重要组成部分，只要正确掌握血压测量的方法，家庭自测血压的准确率不亚于（甚至优于）医院测量。除前文所述的各项测量注意事项外，在家中进行血压监测还应当注意以下几方面。

• 首选使用上臂式电子血压计

经过验证的上臂式全自动电子血压计，其准确性和重复性均较好，临床研究证据较多，测量方法易于掌握，是家庭自测血压的优先选择。

腕式电子血压计因携带方便、使用时无须暴露上臂等优点，也较受欢迎。但不同腕式电子血压计前臂的放置方法差别较大，且其测量的实际是人体较小动脉（通常是桡动脉）的血压，再通过换算得出大血管血压，在这一过程中可能会产生误差。另外，桡动脉或者相邻部位接受过手术等操作的人群，可能存在桡动脉闭塞、受压等问题，因此应用腕式血压计测量会存在较大的误差。

随着科技的发展，手指式电子血压计及各种类型带有血压测量功能的电子手表等产品层出不穷。但这类新产品的准确性尚无定论，若需使用，需要严格按照说明书进行操作。当对测量的结果产生怀疑时，可以同时使用上臂式电子血压计测量，并将两者的结果进行比较。

- 电子血压计也需要定期校准

电子血压计在使用期间应定期进行校准，至少每年校准 1 次。可向商家或就医处寻求帮助。一些销售网络较完善的企业通常也会提供所售血压计的校准服务。

- 家庭自测血压的其他注意事项

通常，家庭自测血压至少需要每日早、晚各进行 1 次，建议每次间隔 1～2 分钟后再重复测定 1 次，取两次结果的平均测值。早上的测量时间推荐是起床后 1 小时内或者服用降压药、早餐或运动之前。我国居民的晚饭时间相对较早，因此建议晚上的测量时间可以放在晚饭后或睡觉前。测量前均应注意排空膀胱，且每次测量前均应保持坐位休息至少 5 分钟。应记录好每次测量的时间和结果。

初诊、治疗早期或虽经治疗但血压尚未稳定达标的患者，应当进行连续的血压监测，并在下次就诊时将记录提供给医生，作为药物调整的参考。对于血压控制良好的患者，建议每周至少测量 1 天（2 次）。

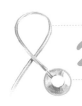

25 有高血压家族史该怎么办

高血压家族史是指家族中，包括父（叔）、母（舅）和兄弟姐妹等在内的几代有亲缘关系的人中，一人或多人患有高血压。数据表明，父母有高血压的，孩子也容易得高血压。高血压患者的家系调查发现，父母均患有高血压者，其子女今后患高血压的概率高达 46%；父母一方患高压者，子女患高血压的概率是 28%；双亲血压正常者，其子女患高血压的概率仅 3%。

原发性高血压发病原因不明确，包括遗传因素、年龄及不良生活方式等多方面，其中 70%～80% 的高血压与不健康的生活方式有关。因此，如果家中有人患有高血压，就应当更加关注自身的血压情况，通过积极的生活方式干预来预防高血压的发生、发展。

目前推荐的生活方式干预包括以下几点。

● 饮食清淡

减少盐分摄入，把每日摄入的食盐量控制到 5 g 以内；同时还要警惕生活中的"隐性盐"，如各种调料等。多食用富含钾的水果、蔬菜，如香蕉、核桃仁、莲子、芫荽、苋菜、菠菜等。控制油的摄入量，每日不超过 25 g。

● 规律运动

养成规律运动的习惯。长期规律运动能够保护血管内皮功能、控制体重、改善机体代谢等，这些都有助于血压的控制。

● 注意休息

保证规律的作息，避免熬夜等不良习惯。

● 注重自我血压监测

对于有高血压家族史的人群，要比正常人群更早地定期监测血压，一旦发现有高血压，要及早控制和干预。

● 防止超重和肥胖

肥胖与高血压是一对形影不离的"好兄弟"，个体的肥胖程度与高血压的发病率呈正比。控制体重是预防高血压有效而且必要的手段。

● 戒烟限酒

烟草中的尼古丁可刺激心脏，使心跳加快，并使血管收缩、血压升高。对于吸烟的高血压患者，应当提倡戒烟，同时也要避免被动吸烟。饮酒可使心跳加快、血压升高，一旦饮酒过量，也会造成不良后果。

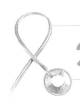

26 高血压患者的饮食调整

对于高血压患者，饮食调整也是血压控制整体环节中的重要内容。

● 限制钠盐摄入

盐分摄入过多是血压增高的原因之一，高血压患者在饮食上要限制钠盐的摄入量。每日的食盐摄入量应当在 5 g 以下，血压越高的患者，需要控制的幅度就越大。

日常生活中可以灵活运用"控盐小勺"去称食盐的量。例如，普通啤酒瓶盖去掉皮垫后，若水平装满大约可盛放 6 g 食盐。需要注意，减少烹调用盐的同时要减少含钠量高的调味品（包括味精、鸡精、酱油等）用量，避免或减少含钠量较高的加工、腌制食品等。

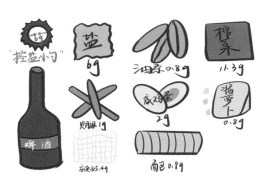

常见食物含盐量

在生活中，许多食物还含有"隐性盐"，如火腿、方便面等。这些食物尽管可能没有明显的咸味，但在加工过程中加入了大量的食盐，应引起重视。

- 多食用富含钾的食物

每日摄取 2～4 g 的钾有助于控制血压。富含钾的蔬菜有紫菜、芹菜、冬瓜、南瓜等，水果则有鲜枣、香蕉、桂圆、荔枝、猕猴桃等。

- 做到膳食合理、平衡

每日膳食应当包含水果、蔬菜，推荐食用低脂奶制品、富含食用纤维的全谷物、植物来源的蛋白质等，以减少脂肪和胆固醇的摄入。

- 限制饮酒

高血压患者若一定要饮酒，应当少量并选择低度酒，避免饮用高度烈性酒。一日的饮酒量一般建议控制在白酒少于 50 ml 或葡萄酒少于 100 ml 或啤酒少于 300 ml 左右。

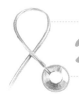

27 得了高血压，还可以运动吗

合理运动是防治高血压的重要手段。对于高血压患者，坚持规律的户外运动可以使血压降低 5～10 mmHg。但高血压患者在进行运动时，先要搞清楚几件事。

● 运动前该做好哪些准备

高血压患者进行运动前应当接受规范的医学评估，根据评估结果制订相应的运动处方，合理地运动。需要说明的是，运动开始前应当测量血压，在血压低于 150/90 mmHg 时再进行相应的运动。基线血压没有得到有效控制时，不宜剧烈运动。

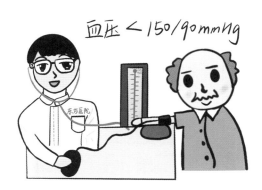

运动前应监测血压

● 什么是运动处方

运动处方的内容包括运动的频率、强度、时间和类型。

—— 运动频率：每一次运动都可使血压下降，且作用持续一整天。通常推荐保持运动频率在每周 4 ~ 7 天，可使血压持续降低。若有条件，鼓励每天运动。

—— 运动强度：推荐中等强度运动，但也要因人而异。通常应用运动时最大心率来评估运动强度，中等强度运动指能达到 60% ~ 70% 最大心率的运动。对于未服用控制心率药物的人群，其最大心率可以简单地通过 220 减去实际年龄（岁）来推算。

—— 运动持续时间：每日运动时间以 30 ~ 60 分钟为佳。可以持续运动，也可以间断运动，也就是说可以一次或分次完成每日的总运动时间。

—— 运动类型：推荐以有氧运动为主，辅以抗阻力运动。推荐的有氧运动方式包括快步走、慢跑、跑步、骑自行车等，抗阻力运动则有举哑铃或弹力带等。

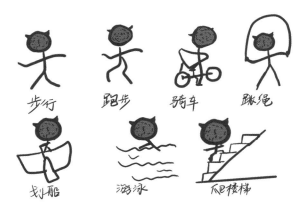

部分有氧运动方式

• 运动后血压升高怎么办

所有人在运动后短时间内血压都会有一定程度升高，这是一种正常的生理现象。正常情况下，有氧运动的血压反应是收缩压进行性上升，而舒张压则轻微下降或不变。尽管高血压患者运动时血压可能会过度升高并且恢复缓慢，但这并不意味着高血压患者就不能运动。从长远角度，有氧运动有助于改善血压水平。因此，高血压患者运动后血压升高并不需要特殊处理。但也要注意，若运动中或运动后血压高于 180/110 mmHg，则应当停止运动。并且，后者应当征询医生的专业建议，做好相应的评估后再选择适合自身的运动处方。

- 高血压患者运动时的其他注意事项

高血压患者在运动开始前、运动中及运动后都应当进行血压监测。运动开始前要适当延长热身时间，同时运动结束后也要适当延长运动后整理时间。这一方面可以减少血压波动，另一方面也可以增加总的能量消耗。另外，应用 α 受体阻滞剂、钙通道阻滞剂及血管扩张剂等降压药物的患者，在突然停止运动时会出现低血压，更应该注意适当延长热身和运动后整理的时间。

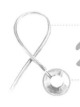

28 高血压患者需要戒烟吗

吸烟对健康的影响巨大，这其中就包括了对血压的影响。烟草会导致心率加快和血压升高。有数据提示，每抽一根烟，人体每分钟心率会增加 5～20 次，收缩压会增加 10～25 mmHg。

- 烟草对血压的危害

烟草中的尼古丁成分会使交感神经和中枢神经过度兴奋，促进肾上腺分泌儿茶酚胺和肾上腺素等，使心跳加快，并促发全身微小动脉收缩，从而导致血压升高。另外，尼古丁也可刺激血管中的化学感受器，引起血压升高。

吸烟同时也会促进血管向动脉粥样硬化发展的进程，使动脉内膜增厚、血管硬化，进一步加剧血压升高。吸烟过程中，血液中的一氧化碳浓度升高，血氧含量降低，导致动脉本身出现缺氧，这也会加快动脉粥样硬化进程。除此之外，烟草中的一些物质可能会影响降压药物的效果。

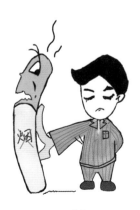

尽早戒烟

- 高血压患者如何戒烟

总体来说，并没有适合所有人的通用戒烟方法。要彻底戒烟，需要经历心理和生理两方面的考验，毅力和适当的外界帮助是成功戒烟的关键。

对于高血压患者，戒烟前应做好相应的准备，增加自我约束力。可以参考的方法包括：

——制订停止吸烟的最后期限，并严格遵守；

——把戒烟的原因写下来，每天反复阅读；

——找出一些能替代吸烟的活动；

——咨询医生，了解尼古丁口香糖和戒烟贴的用法，这些戒烟产品对一部分人有效；

——参加戒烟支持团体。

在初次戒烟成功的人群中，有很大一部分会复吸。要避免复吸，同样需要增加自我约束力。可以参考的方法包括：

——不要随身携带打火机、火柴或香烟，将这些东西放在看不见的地方；

——如果与吸烟者一起生活，请他们不要当着你的面抽烟；

——不要专注于失去了什么，而是考虑获得的更健康的生活方式；

——在烟瘾发作时深呼吸，直到烟瘾消失为止；

——让自己忙碌起来，如涂鸦、运动或养花等；

——改变与吸烟有联系的活动，在空闲并想抽烟时散散步或读一本书；

——避免到吸烟者聚集的地方，但多去电影院、商店或图书馆等禁止吸烟的地方；

——锻炼，它能帮助放松。

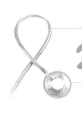

29 饮酒会对血压有什么影响

　　饮酒对于血压的短期影响取决于饮酒量与饮酒者对酒精的耐受程度。一般来讲，少量饮酒可扩张外周血管，因而具有轻微的降压作用。但大量饮酒会增加交感神经的兴奋性、增加心率与心排血量，所以大量饮酒具有升高血压的作用。多数人在喝酒后，血压会呈现先降后升的变化规律。

　　酒的主要成分乙醇具有明显的收缩血管的作用，其代谢产物乙醛有舒张血管的作用，所以饮酒后短时间内可以有一过性的血压下降。

　　但是，从长远的角度来讲，酒精肯定会导致血压升高。这种忽高忽低的血压波动性变化，会对人体产生更大的危害。临床实验发现，一次负荷饮酒量可明显增加高血压患者的心脑

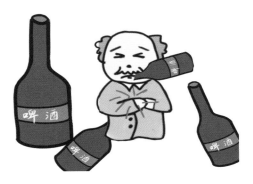

高血压患者应尽量减少或者避免饮酒

血管事件风险，减少饮酒后收缩压和舒张压则分别可以下降
3.3 mmHg 和 2.0 mmHg。对于高血压患者，应当尽量减少或
避免饮酒，防止血压波动带来的危害。

另外，过量饮酒会显著增加高血压的发病风险，且其风
险随着饮酒量的增加而增加，限制饮酒则风险减少。正常人群
如饮酒，应少量并选择低度酒，避免饮用高度烈性酒。每日酒
精摄入量男性不超过 25 g，女性不超过 15 g；每周酒精摄入量
男性不超过 140 g，女性不超过 80 g。若换算为白酒、葡萄酒、
啤酒，对应的每日摄入量（按男性标准）分别应少于 50 ml、
100 ml 和 300 ml。

预防与保健篇

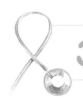

30　舒张压很低要紧吗

　　舒张压是指心脏舒张、动脉血管回缩时产生的压力，也就是大家常说的"低压"。很多人测量血压时会发现舒张压偏低，由此引发担心。那舒张压偏低，到底要不要紧？

　　从数值上评价，舒张压低于 60 mmHg 即可认为过低。导致舒张压过低的原因有很多，包括：

　　——生理性低血压：通常和个人体质有关，多见于瘦弱的老人和女性，年老体弱者舒张压也经常偏低，这类情况无须过度处理。

　　——存在慢性疾病：肺结核、恶性肿瘤、营养不良等慢性疾病也会导致低血压。这种情况即便无即刻的致命性风险，但对健康和生存也不利，需要药物治疗。

　　——继发性 / 病理性低血压：可见于大出血、急性心肌梗死、严重创伤、感染、过敏等原因导致的血压（包括舒张压）急剧降低；这种情况容易有生命危险，需要紧急治疗。

　　——其他原因：包括严重动脉粥样硬化、心脏瓣膜疾病以及遗传因素等。

　　如前所述，生理性低血压人群一般多能耐受，没有特殊症状。但长期慢性舒张压过低可能会导致头晕、黑矇、乏力、困倦、心慌、恶心、消化不良等器官供血不足症状。对于合并冠状动脉粥样硬化性心脏病的人群，舒张压过低容易诱发心绞痛等心肌缺血症状。急性舒张压降低通常是在某种疾病的急性发作期出现，即前文所述的继发性或病理性低血压，需要紧急干预。

对于高血压患者，如果发现舒张压低于 60 mmHg，无论有无症状，都建议去医院接受专业的检查和评估，以确定原因并制订对策。

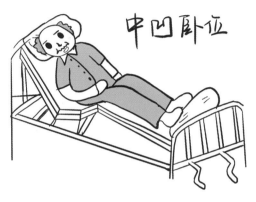

中凹卧位一定程度上有助于改善血压过低

31 突然起身时，如何预防头晕、黑矇

与高血压和平相处

• 起身时头晕、黑矇的原因

当长时间保持坐位或卧位然后快速站立时，血压会明显下降，这种现象称为体位性低血压，有时也叫直立性低血压。从数值上讲，体位改变的最初 3 分钟内，收缩压下降超过 20 mmHg 和（或）舒张压下降超过 10 mmHg，即可诊断体位性低血压。对于基线血压升高的患者，收缩压降低超过 30 mmHg 才有意义。广义的体位性血压变异还包括卧位性高血压。

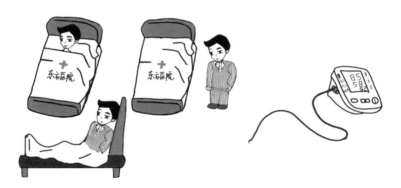

体位性低血压

一般来讲，体位性低血压不被认为是一种疾病。有的体位性低血压者没有任何症状，但也有人会出现头晕、黑矇等不适，严重者可发生晕厥及继发性危害。

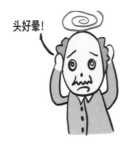

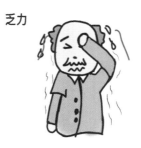

改变体位时头晕 　　　　　　　改变体位时乏力

- 体位性低血压的相关因素

体位性低血压的发生与年龄、身体状况、药物因素、疾病因素等有关。尽管体位性低血压在各个人群中都有发生，但在老年人群中更常见，约可占 20%。年龄增长导致人体主动脉和颈动脉的压力感受器变得迟钝，心脏快速泵血以补偿血压下降的功能也逐渐减弱，这是体位性低血压在老年人群中多见的原因。一些特定的药物可能会导致体位性低血压，包括利尿剂、β 受体阻滞剂等降压药物和治疗心血管疾病的相关药物、治疗帕金森病的药物、麻醉药及酒精。特别要注意降压药物与其他药物合用时的相互作用，这也会导致体位性低血压的发生。其他原因包括系统性疾病（如脱水、失血、肾上腺功能不全）、外周自主神经功能障碍（如糖尿病淀粉样变）和原发性自主神经变性病（如帕金森病）等。

- 体位性低血压的应对和预防策略

对于有症状的体位性低血压，建议到医院寻求专业的评估和治疗。常用的评估手段包括直立倾斜试验等。医生会通过详细询问病史，结合药物的使用史、检查评估结果等，给予相应的干预建议。对于长期卧床的患者和老年高血压患者，体位变化（站立）时动作应缓慢，站立前先做准备动作（即做些轻

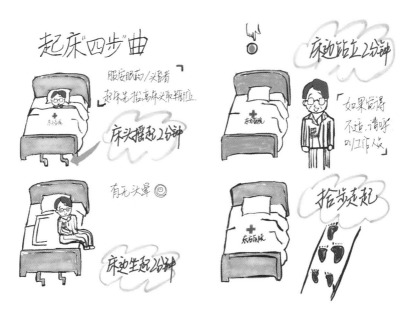

起床"四步曲"

服安眠药/头晕者
起床先抬高床头取坐位

床头摇起2分钟

有无头晕

床边坐起2分钟

床边站立2分钟

如果觉得
不适，请呼
叫工作人员

拾步走起

起床"四步曲"

微的四肢活动），也有助于促进静脉血液向心脏回流，使血压升高；做好体位转换时的过渡动作，即由卧位到坐位，再由坐位到站立位，分步进行，从而避免体位性低血压的发生。

　　另外，应避免长时间站立及突然的体位改变，特别是在炎热的天气下。如果从卧位到直立位时感到不适，应就地缓慢蹲下，用手扶着可依靠的物体或墙体，避免跌倒。对于年轻、体弱的人群，应当根据自身耐力制订锻炼计划，坚持运动，增强体质。以上措施都能在一定程度上避免体位性低血压及由此产生的不适症状。

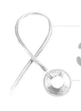

32 如何预防餐后低血压

• 餐后低血压的定义和症状

顾名思义，餐后低血压是指进食后出现的血压降低，通过在餐前及餐后测量血压，常能明确这一情况。通常，排除由其他原因（如脱水、自主神经系统病变、药物等）导致的低血压后，餐后低血压的诊断标准为：进餐 2 小时内收缩压下降大于等于 20～30 mmHg；或餐前收缩压大于 100 mmHg，但餐后收缩压低于 90 mmHg；或进餐后出现头晕甚至晕厥等脑灌注不足症状，同时伴有血压下降，此时无论下降幅度是否达到上述标准，也需要考虑餐后低血压。

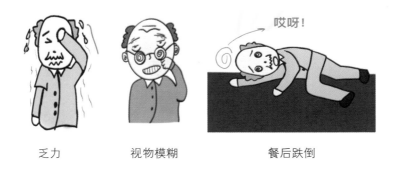

哎呀！

乏力　　　　　　视物模糊　　　　　　餐后跌倒

• 餐后低血压的发生机制和相关因素

餐后低血压在老年高血压人群及自主神经功能失调的人群中多发，其发生机制主要与进食后血液聚集于内脏及机体压力反射功能减退相关。餐后低血压多见于早餐后（占 65%），中餐（占 19%）和晚餐（占 16%）后亦可发生，血压的最低点常见于餐后 30 分钟。

需要指出的是，健康人群餐后血压下降幅度一般较小且无症状。相对的，高血压患者即使轻度血压降低也可能出现症状，自主神经功能障碍患者则需要较大幅度下降才出现症状，这与不同疾病状态下大脑血管自身的调节阈值不同有关。合并高血压、糖尿病、自主神经功能障碍、瘫痪、帕金森病、多系统萎缩、肾功能衰竭行血液透析治疗的患者更易出现餐后低血压。

另外，需要注意饮食因素。高碳水化合物、高脂肪饮食相比高蛋白质饮食，餐后血压下降更快，幅度也更大；进食热的食物较冷的食物更易引起餐后低血压；一餐进食量大者较量小者血压下降更明显；早餐最易发生餐后低血压，其次是中餐。某些药物，如降压药物、利尿剂、帕金森病相关治疗药物等也较容易引起餐后低血压。

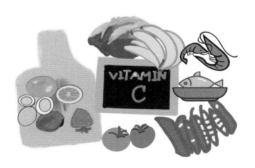

高碳水化合物、高脂肪饮食相比高蛋白质饮食，餐后血压下降更快

● 餐后低血压的防治

餐后低血压的防治手段因临床表现不同而有所不同。

—— 对于无症状的餐后低血压患者，可采取改变生活方式的治疗，包括改善饮食习惯、不吃过热的食物、膳食成分中适当增加蛋白质含量等。由于餐后低血压最容易在早餐后出现，故可重点针对早餐的食物结构、食物量和进食速度进行相应的调整，以减少餐后低血压的发生。另外，还要注意少食多餐，避免饱餐和进餐时饮酒等。对于肾功能衰竭的患者，尽量避免在行血液透析时进餐。若明确为降压药物引起者，可将降压药物调整至两餐之间服用。

—— 对于伴有轻微症状的人群，可采取运动疗法。餐后适当散步，加快心率，增加心排血量，以维持正常血压，从而减轻症状，但应注意需有人陪护。不能运动的患者可在餐后平卧休息。

—— 伴有严重症状的餐后低血压患者，应及早到医院的专科门诊进行药物调整或治疗。

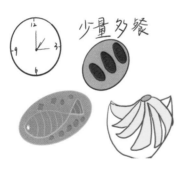

少食多餐

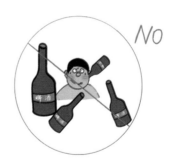

避免进餐时饮酒

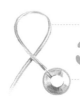

33 血压急性升高怎么办

　　高血压是慢性疾病之一，稳定控制血压有赖于长期服用药物。但有不少高血压患者在药物治疗的同时，会发生急性血压升高。若血压突然显著升高超过 180/120 mmHg，同时伴有进行性心脏、脑、肾脏等重要靶器官功能不全的表现，如发生脑出血导致剧烈头痛、心肌梗死或主动脉夹层导致胸痛等，则称之为高血压急症。若血压升高，伴有头痛、胸闷、烦躁不适等症状，但尚未出现急性靶器官损害的表现，可归类为高血压亚急症。

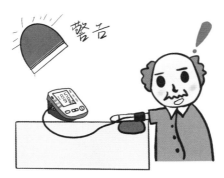

血压急性升高

● 诱发因素与症状

　　通常，血压急性升高前有一定的诱发因素，包括：① 高血压患者停用或漏服降压药物；② 情绪激动；③ 剧烈运动；

④ 急性感染；⑤ 用力解便或憋尿；⑥ 受凉、劳累、熬夜等。

临床上，血压急性升高者通常会出现头晕、头痛、眩晕、烦躁、恶心、呕吐、心悸、胸闷、气急和视物模糊等不适。此时测量血压多会发现血压急剧增高。

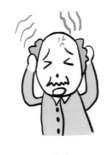
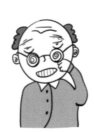

头痛 　　　　　视物模糊

● 血压急性升高的防与治

高血压本身可能并不直接致命，致命的往往是血压急性升高。后者一旦突发，若伴有严重症状，甚至达到高血压急症或亚急症的血压值，应当立即就医以寻求紧急诊治。对于出现神志不清、呕吐等症状的患者，可使其平卧，并维持头偏向一侧，防止呕吐物进入气管而引发窒息。到达医院后，应当尽量详细地将既往病史、用药情况等告知医生，这有助于医生快速作出相应的判断并进行治疗。建议高血压患者除了平时每日应用的降压药物外，可以备一些短效降压药物，如硝苯地平（心痛定）、可乐定等。这类药物的作用特点是起效快，10 分钟左右即可发挥作用，不过其作用的维持时间也相对较短。当高血压患者出现头痛等不适，同时自测血压升高时，可以应用此类药物。要注意的是，若突然出现血压升高，患者一定要平稳情绪，切勿紧张，这只会加重血压升高的幅度。

预防高血压患者的血压突然升高极为重要。首先要做到遵照医嘱按时服药，同时也要调整好生活方式。后者主要包括：

—— 减轻精神压力，保持心态平衡和良好睡眠，避免情绪突然激动。

—— 控制体重、戒烟酒。

—— 平时多食用新鲜水果和蔬菜，保持大便通畅，避免用力屏气排便等。

需要指出的是，部分继发性高血压患者也可能突发血压升高；甚至有些继发性高血压，如嗜铬细胞瘤等，就是以血压突然升高为表现。对于年纪较轻、血压忽高忽低的患者，需要重点关注继发性高血压的可能。

特殊人群与高血压篇

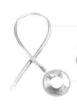

34　老年人群

　　高血压是老年人群最常见的慢性病之一，近半数以上的老年人群患有高血压。在 80 岁及以上的高龄人群中，高血压的患病率接近 90%。

　　• 老年人群高血压特征

　　与中青年人群相比，老年高人群血压具有以下特征。

　　—— 血压波动比较大，表现为活动时升高明显、安静时血压较低，冬季血压高、夏季血压低，特别是收缩压。这与老年人群血管压力感受器敏感性减退、血压调节功能下降相关。

　　—— 易受体位变动及进餐的影响，因此体位性低血压和餐后低血压的发生率较高。这同样是由于老年人群血压调节功能下降及血管压力感受器敏感性减退所致。

　　—— 收缩压高、脉压差大。老年人群心血管系统通常有明显的动脉粥样硬化，且随着年龄增加，硬化程度也增加，类似于没有弹性的管道。对于高度硬化的动脉血管，心脏收缩期射血时动脉不能完全膨胀，骤增的血容量得不到缓冲，导致收缩期血压增高；而在舒张压期，缺少了动脉血管的收缩蓄能，舒张压会减低；两种作用叠加，导致老年高血压人群的脉压差增大。这也是该人群有近 60%～80% 是"单纯收缩期高血压"的原因。需要指出的是，收缩压升高对心脏的危害性更大，更易导致心力衰竭、脑卒中等严重心脑血管不良事件。

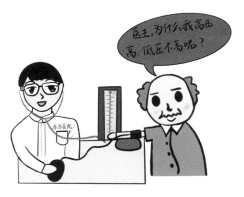

老年高血压患者脉压差增大

— 合并疾病多：老年高血压患者常合并其他多种疾病，如冠状动脉粥样硬化性心脏病、糖尿病、哮喘、慢性阻塞性肺病（俗称"慢阻肺"）等。因此，在降压药物的选择上应注意老年人群合并疾病多的特点，选择适合的药物，既要达到治疗高血压的目的，又要不引起严重副反应或干扰其他疾病的治疗。

● 老年人群高血压的诊治与预防

早先人们认为，老年高血压是血压随年龄增长而升高的生理现象。随着各项长期研究结果的发表，人们意识到高血压也是危害老年人群生命和生活质量的重要因素，积极控制血压可显著降低脑卒中、心肌梗死等严重心脑血管不良事件的发生率。

老年高血压人群的降压治疗应强调收缩压控制达标，而这需要在考虑患者耐受性的前提下逐步进行。通常采取从小剂量药物开始并逐步加量的缓慢、稳步降压策略。老年人群在启动降压治疗后，需要注意监测血压变化，避免过快降压带来的不良反应。绝大多数老年高血压患者需长期药物治疗，同时也要强调改善生活方式等非药物治疗措施，比如健康饮食、规律运动、戒烟限酒、保持理想体重、改善睡眠和注意保暖等。

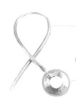

35 中青年人群

近年来，随着社会经济的快速发展和生活节奏的加快，高血压患者数不断增长，且发病年龄明显提前，不少中青年人也出现血压增高的情况。长期以来，人们一直将更多的注意力放在老年人群高血压和心血管病风险的管理上，而忽略了对中青年人群血压问题的关注。

尽管中青年高血压人群短期心血管绝对风险较低，但由于预期寿命更长，因此其长期（＞10年）和终生风险反而更高。加强中青年人群高血压的有效控制和系统管理，有助于避免和减少脑卒中、心肌梗死等心脑血管不良事件的发生。

中青年人群高血压多呈"隐匿性"，往往缺乏典型症状，多于体检或偶然测量时发现。由于大多忙于工作，疏于健康管理，同时对高血压危害的认识不足，中青年人群常认为若无高血压症状就无须治疗。即便是对于接受药物治疗的部分中青年患者，出于对药物不良反应的顾虑，往往也不能长期坚持治疗。这些都是导致中青年人群的高血压知晓率、治疗率、控制率较低的原因。

- 中青年人群高血压特征

一般来讲，中青年人群高血压有如下特征。

— 症状不典型：除部分患者因头晕、头痛或其他症状就诊而发现高血压外，多数中青年高血压患者并无明显症状。

— 轻度高血压居多：2012—2015 年中国高血压调查的数据显示，轻度高血压在 18～44 岁的高血压人群中占比达 74.3%。

— 以舒张压升高为主：与老年高血压患者多表现为单纯收缩期高血压不同，中青年高血压多以舒张压升高为主，收缩压正常或仅轻度升高。中青年人的动脉弹性尚好，舒张期动脉弹性储器作用相对正常，可以吸收更多的压力，从而可导致总外周阻力增加、舒张压升高。同时，由于动脉硬化程度不严重，因此收缩压无明显升高。

— 家庭自测血压比例低：因工作、社交等原因，中青年高血压人群在家中实施血压监测的比例偏低。这也是中青年高血压患者血压控制率偏低的影响因素。

— 合并超重、肥胖及代谢异常的比例高：对于中青年高血压人群，与不健康的生活方式有关的疾病，如超重、肥胖、血脂异常、糖代谢紊乱、高尿酸血症等，发生率均相对较高。

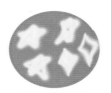
缺乏典型症状

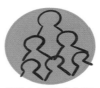
多数为轻度高血压

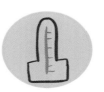
常见舒张压升高

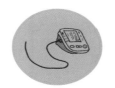
家庭血压监测比例低

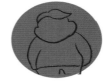
超重、肥胖和代谢异常比例高

中青年高血压患者特征

针对中青年高血压的上述特点，在干预过程中需要特别强调生活方式干预和药物治疗并举，综合管理肥胖、血脂异常、血糖升高等其他可逆转的心脑血管疾病危险因素，以期最大限度降低风险。生活方式干预非常重要，具体措施包括：

—— 改善饮食习惯，限制钠盐、饱和脂肪及胆固醇的摄入，增加富含钾的食物，如新鲜水果、蔬菜及豆类等；

—— 严格控制体重；

—— 戒烟；

—— 限制饮酒；

—— 养成规律运动的习惯，如步行、慢跑、骑车、游泳等中等强度运动，每天运动 30 ～ 60 分钟，每周运动 4 ～ 7 天；

—— 减轻压力，保持良好的作息习惯，避免熬夜等，必要时可寻求专业心理咨询。

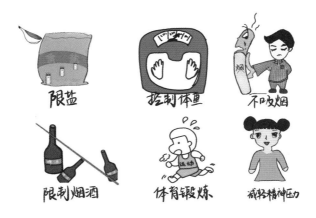

生活方式干预

生活方式干预可持续数周，对血压轻中度升高的中青年人群通常会有较好的效果。如血压仍未达到目标值，可启动药物治疗。对于中青年人群，降压治疗的目标血压通常设定在130/80 mmHg 以下，且同样需要考虑逐渐适应的过程。对于基线血压超过 160/100 mmHg 的患者，可直接进行药物治疗。在血压得到控制的同时，启动生活方式干预措施。

中青年人群一旦发现血压升高时，首先建议去医院接受相应的评估检查，以排除继发性高血压的可能，尤其是在血压极度升高或伴有双上肢血压不对称等其他表现时。

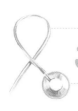

36 儿童与青少年

随着经济的飞速发展和人民物质生活水平的迅速提升，我国 18 岁以下的儿童及青少年的体重指数也在迅速攀升。超重、肥胖问题日益凸显，随之而来，高血压发病率也呈逐年增长趋势。

儿童及青少年发生高血压的致病因素众多。在排除继发性因素后，原发性高血压的众多致病因素中，关联性最强的就是肥胖，30%～40% 的儿童及青少年高血压患者伴有肥胖。其他致病因素包括父母有高血压病史、低出生体重、早产、盐分摄入过多、睡眠不足及缺乏体力活动等。

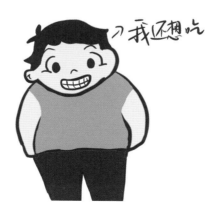

儿童及青少年高血压与肥胖关系密切

- 儿童与青少年高血压的危害

由于重视程度不足及儿童和青少年本人对症状信息的反馈意识不够等原因，儿童及青少年高血压在早期往往易被忽视。只有很少情况下，这部分人群才会主动进行血压测量；往往是当其血压明显升高，出现反应性头痛、头晕、眼花、恶心、呕吐等症状时，才会想到测量血压。由于诊断和干预的滞后，30%～40%的儿童及青少年在确诊为高血压时，已经出现靶器官损害的早期改变，包括左心室肥厚，动脉血管内膜及中层增厚、弹性降低，肾功能下降和眼底动脉硬化等。40%的儿童和青少年高血压会发展成为成人高血压，这部分患者发生心脑血管不良事件及肾脏严重损害的风险也明显增加。

- 儿童与青少年高血压的诊断

基于儿童和青少年高血压的危害，这类人群高血压的早期检出非常重要。3岁以上儿童在体格检查时，建议将血压测量作为常规项目。对这部分人群进行血压测量时，需要选用合适的袖带，并在多个时间进行多次测量，根据结果判断血压情况。由于儿童到医院后通常会有紧张情绪，因此由"白大衣效应"导致的血压升高也更常见，需要加以鉴别。

表36-1　各年龄段儿童正常血压参考值

年　　龄	收缩压（mmHg）	舒张压（mmHg）
新生儿	70～82	30～38
2～6月龄	70～100	30～45
7～12月龄	80～105	35～45
1～2岁	85～105	40～50
3～7岁	85～105	55～65

年　　龄	收缩压（mmHg）	舒张压（mmHg）
8～12 岁	90～110	60～75
13～18 岁	90～120	60～80

　　当发现儿童及青少年血压增高时，需要排除继发性因素。继发性高血压通常表现为血压显著升高，常见病因包括肾脏疾病、肾动脉狭窄、主动脉狭窄及内分泌疾病。对明确为继发性高血压的儿童及青少年，病因治疗是解除血压升高的关键措施。

　　● 儿童及青少年血压升高的干预

　　对于诊断为原发性高血压的儿童或青少年，生活方式干预极为重要，特别是对于伴有肥胖的患儿。与成人患者相似，生活方式干预包括：

　　—— 控制体重，在控制饮食的同时需要保证正常生长发育的需求，主要以降低体脂含量为减重目标；

　　—— 调整膳食结构，控制盐、糖的摄入；

　　—— 增加运动，包括有氧运动和抗阻力运动；

　　—— 避免精神紧张；

　　—— 保证充足的睡眠等。

　　若血压升高程度达到 2 级，出现高血压的临床症状，并且有合并糖尿病、靶器官损害等情况或者继发性高血压尚未解除病因时，需要考虑应用药物控制血压。另外，若生活方式干预 6 个月后，血压控制仍未达到理想状态，也需要考虑进行药物治疗。

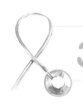

37　妊娠人群

妊娠合并高血压的患病率为 5%～10%，其中 70% 是妊娠期出现的高血压，30% 是在妊娠前就存在的高血压。妊娠合并高血压可分为妊娠期高血压、先兆子痫、子痫、慢性高血压并发子痫前期及慢性高血压，它会增加胎盘早剥、脑出血、胎儿宫内发育迟缓等严重妊娠并发症的发生率，是孕产妇和胎儿死亡的重要原因之一。

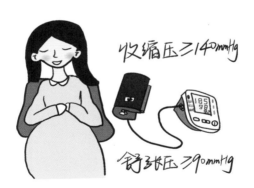

妊娠高血压

妊娠合并高血压的主要临床表现包括血压升高（妊娠 20 周以后出现的血压 > 140/90 mmHg；或收缩压较原基础水平增加 30 mmHg，舒张压增加 15 mmHg）、水肿和蛋白尿。除此之外，孕妇还会出现头晕、头痛、胸闷、腹部不适、恶心、呕吐等症状，病情发展到严重阶段，甚至可发生抽搐和昏迷。这些都会对母婴的身体和生命造成严重威胁。因此，怀孕的妇女应当按时接受规范产检，如发现血压升高，应当积极配合医生，接受治疗。

对于基础有高血压的妇女，当计划怀孕时，应当接受规范的孕前评估，了解自身高血压的程度和原因；强调血压控制的非药物干预措施，以期减少妊娠期间的降压药物使用时长和强度，以尽可能减少对胎儿的影响。

总之，妊娠合并高血压的患者应当密切关注自身的血压情况，定期接受专科医生的随访和诊治，以避免出现严重后果。

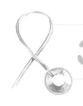

38 围绝经期女性

女性到一定的年龄阶段会面临围绝经期。围绝经期有一个更耳熟能详的名字——更年期。大部分女性的围绝经期在45～55岁，这一时期女性卵巢功能衰退、雌激素分泌减少，导致内分泌失调、自主神经功能紊乱。激素水平的变化会影响睡眠、情绪等各方面，导致围绝经期高血压的发生。

围绝经期高血压患者的血压多呈不稳定性波动，症状也有多变性，多有自主神经功能紊乱的表现，如眩晕、头痛、耳鸣、眼花、健忘、失眠、多梦，乏力、易疲劳、易激动、注意力不集中等。血压异常一般表现为收缩压上升，舒张压改变较少或无改变。其体格检查也少有眼底、心脏和肾脏等器官受累的体征。

部分围绝经期高血压患者的血压升高只是暂时性的，度过围绝经期后即可恢复正常水平。不过，这类患者在血压升高的阶段仍需要考虑药物治疗。但更多情况下，若女性在围绝经期患上高血压，则围绝经期过后血压也不会恢复正常。因为随着年龄增长，血管硬化等因素进展，导致血压持续升高，且仍需要持续用药以控制血压。

处于围绝经期的女性应当增加血压监测频次，若发现血压升高或不稳定的状况，应当及时去医院检查并治疗。对于确定血压升高的围绝经期女性，除了药物控制之外，同时也要注重生活中的调适，包括：

——服用 B 族维生素，帮助安神、缓解失眠、稳定情绪；

——控制盐和糖分的摄入；

——适量补充蛋白质和钙、铁，因为围绝经期女性的雌激素水平下降，身体合成钙的能力也随之下降，容易出现骨质疏松，所以围绝经期高血压患者更需要及时补充蛋白质和钙、铁；

——加强锻炼；

——调节自身情绪及心态，避免焦虑，培养兴趣爱好，转移注意力。

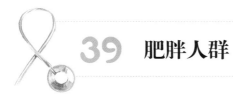

39 肥胖人群

肥胖是高血压的重要诱因，肥胖人群的高血压发病率明显高于正常人群，且肥胖程度也与高血压的发病率呈正比。既往数据表明，26% 的男性高血压和 28% 的女性高血压由超重或肥胖导致。当肥胖与高血压并存时，对健康的危害度也会成倍增加，尤其是对心脑血管的损害。

- 体重指数

目前多以体重指数来判断成人肥胖与否。体重指数常简称为 BMI，英文全称为 body mess index。BMI 由公式体重（kg）/身高 ^{2}（m^2）计算得出。BMI 在 19～24 为正常，25～28 为超重，大于 28 则定义为肥胖。比如一位体重 52 kg，身高 1.55 m 的人，其 BMI=52（kg）/1.55^2（m^2），即 21.6，属于正常范围内。

- 肥胖导致高血压的原因

肥胖导致血压升高的原因有以下几方面。

—— 肥胖者的血液总量、心排血量以及每分钟搏入血管的血液量增加，导致肥胖人群更易合并高血压。

—— 肥胖者通常有多食的习惯，其血液中的胰岛素水平也偏高。这会过度刺激交感神经，使血管收缩，导致外周血管阻力增加，血压升高。高胰岛素血症也会引起肾脏对钠的再吸收增加，后者会使血容量增加，从而加重血压的升高。

—— 与正常体重的患者相比，肥胖的高血压患者更容易同时合并血脂异常和糖尿病及体力活动减少等情况，其动脉粥样硬化的发生风险及程度都会显著增加，而后者也是血压升高的重要因素。

另外，我国人群的肥胖类型大多数为向心性肥胖，也称中心型肥胖或腹型肥胖。它是指体内脂肪除了在皮下堆积外，更多的是堆积在内脏和腹部，从躯体中心开始发展的肥胖类型。向心性肥胖已被证实是动脉粥样硬化的危险因素，与高血压、冠状动脉粥样硬化性心脏病的也发生有着密切的关系。

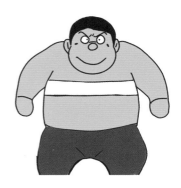

向心型肥胖

● 肥胖人群高血压的干预

虽然肥胖容易导致高血压，但并非所有肥胖者都会有高血压。代偿能力好的人，即便体重超标，血压也能保持正常。需要注意的是，人体的代偿能力是有限的，随着时间推移，一旦机体失去代偿，就会出现血压升高。因此，即便是血压正常的肥胖者，也应对此重视并尽早进行干预。定期监测血压、尽早控制体重，是最好的预防手段。在血压监测环节，需要注意对肥胖或臂围较大（ > 32 cm）的高血压患者使用大规格的气囊袖带，以期得到准确的血压数值。

控制体重是对所有高血压患者有效且必要的干预手段。对于肥胖合并高血压的患者，控制体重尤为重要。肥胖人群早期发现血压升高，若及时进行减重等生活方式干预，高血压的状态通常是可以逆转并获得较满意的效果的。

肥胖本身可以引起血压升高、代谢异常等各种疾病，因此对于这部分人群，培养限制热量摄入和积极锻炼的健康生活方式极其重要。这包括了以控制、减轻体重为目的的减少食物摄入、限盐、戒酒等饮食调整，戒烟，坚持规律、有效的运动锻炼，养成良好的生活作息习惯及避免熬夜等。不推荐使用减肥茶等各种减肥"捷径"；即便可能获得一定的减肥成效，这类方法的效果往往也都是短期的，一旦停用，通常会很快反弹。而且，这类方法减掉的往往是机体需要的水和蛋白质，并非我们希望减掉的脂肪，这反而更不利于健康。

现实生活中，很多人很难坚持减重计划，需要接受药物干预。另外，对于部分血压严重升高的肥胖患者，如血压超过160/100 mmHg，在进行生活方式改善的同时，也应当开始药物治疗以期降低风险。血管紧张素转换酶抑制剂或血管紧张素Ⅱ受体拮抗剂是常用的首选降压药物，若血压控制仍不理想，可联用钙通道阻滞剂。二肽基肽酶4（DPP-4）抑制剂和胰高血糖素样肽1（GLP-1）受体激动剂也可用于肥胖伴高血压的患者，特别是同时合并2型糖尿病或代谢异常的患者。

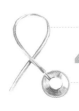

糖尿病人群

数据显示，有近 25% 的高血压患者同时合并有糖尿病。另一方面，糖尿病人群的高血压患病率也明显升高，约为非糖尿病人群的 2 倍，且高血压的发病时间提前近 10 年。有时候，高血压和糖尿病被称为同源性疾病，因为两者有众多相同的危险因素，比如缺乏运动、抽烟、酗酒、肥胖、不健康的饮食习惯、熬夜、压力大等。

● 糖尿病对高血压的影响

糖尿病对高血压的影响主要体现在两个方面：

—— 由于胰岛素抵抗、糖代谢紊乱等因素促进血管内皮损伤和重塑，动脉和全身小动脉硬化加速，使外周阻力增加，导致血压升高。

—— 高血糖导致血容量增加，肾脏超负荷，水钠潴留，从而引起血压升高。相对的，高血压又会加重高血糖对身体造成的损害，包括对大血管、微血管及肾脏的影响，形成恶性循环。

糖尿病和高血压两者叠加后，对健康伤害巨大。糖尿病经常伴随眼底神经病变、动脉硬化及心脑肾的损害，而高血压也和这些病变关系密切。糖尿病合并高血压的患者发生血管损伤及硬化的风险是单纯高血压患者的 2 倍，心肌梗死及脑卒中等严重心脑血管不良事件的发生风险也成倍增加。

为最大限度减少损害并降低不良事件的风险，对于合并糖尿病的高血压患者，其血压控制标准更趋严格。既往资料表明，糖尿病合并高血压的患者，收缩压每下降 10 mmHg，糖尿病相关并发症的风险可减少 12%，死亡风险降低 15%。目前糖尿病合并高血压的患者，血压控制目标值在 130/80 mmHg 以下，老年或伴严重冠状动脉粥样硬化性心脏病的患者可考虑相对宽松的降压目标值（140/90 mmHg）。

- 糖尿病伴高血压患者的干预措施

除了药物之外，针对两种疾病共有特征的生活方式干预，无论是对血压还是血糖控制都非常有益且必须。

—— 适当运动和减轻体重是防治高血压和糖尿病非常重要的措施。一方面它可改善机体对胰岛素的敏感性，减少胰岛素和其他降糖药物的剂量；另一方面，它对轻、中度高血压有明显的降压作用。应特别强调，暂时不予药物治疗的患者应定期随诊和监测血压，并按随诊结果考虑是否给予抗高血压药物，以免延误病情。

—— 严格限盐、限糖。科学合理的饮食控制有助于预防高血压、糖尿病本身的发生，对已患病者的并发症控制和延缓病程进展也极为重要。清淡饮食，避免高糖、高淀粉含量、高热量的食物，才能够控制住病情的发展。普通人群每日食盐摄入量应小于 6 g，而高血压合并糖尿病患者则应少于 3 g。高血压合并糖尿病患者的饮食中，主食安排建议增加粗粮和杂粮，如燕麦、麦片、玉米面等。它们有较多的无机盐、维生素，又富含膳食纤维。膳食纤维具有降低血糖的作用，有利于控制血糖。高血压合并糖尿病患者在控制热量期间，若仍感到饥饿，可食用含糖少的蔬菜，推荐水煮后加少许佐料拌着吃。蔬菜所含膳食纤维多、水分多，热量低，具有饱腹作用，是糖尿病患者更好的食物选择。

需要指出的是，对于早期发现的血压处于高值范围内〔收缩压 130～140 mmHg 和（或）舒张压 80～90 mmHg〕的糖尿病患者，生活方式改善可作为初始干预手段，但时间不应超过 3 个月。若经 3 个月的生活方式干预，仍未能使血压控制在 130/80 mmHg 以下时，应当开始药物治疗。

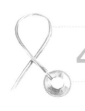

41 动脉粥样硬化人群

高血压和动脉粥样硬化存在许多共同的危险因素和发病机制，两者互为因果、相互促进，常同时存在。高血压是动脉粥样硬化的危险因素，动脉粥样硬化人群也更容易发生高血压。既往流行病学研究提示，70% 的冠状动脉粥样硬化性心脏病患者伴有高血压，35%～55% 的外周血管疾病患者合并高血压。

动脉内的血液在过高的压力作用下冲击血管壁，引起动脉内膜损伤；胆固醇在血管壁沉积，形成粥样硬化斑块，最终导致血管硬化。另外，高血压患者交感神经系统活跃、氧化应激增强等一系列改变都是促发动脉粥样硬化的原因。动脉血管发生粥样硬化后，内径减小、管腔坚硬度增加、血管顺应性降低，血流传导加快且对血液的容纳功能减退，导致血压升高。另外，粥样硬化血管的内皮细胞和平滑肌细胞其细胞因子表达失调，导致一氧化氮活性降低，也是使血压升高的原因。

一般来讲，高血压患者都应常规进行包括动脉粥样硬化程度评估在内的整体风险评

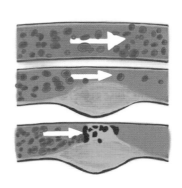

动脉硬化的形成示意图

估。对已存在动脉粥样硬化的人群，需要定期监测血压，如发现合并高血压，应当进一步进行分类和分层，评估靶器官损害情况。

良好的生活习惯、有效控制危险因素、合理使用药物，能够延缓或阻止动脉粥样硬化的发生和发展，是预防动脉粥样硬化合并高血压人群相关不良事件发生的重要措施。尽管有研究表明，血压控制在 120/80 mmHg 以下的理想水平可以预防近 44% 的心血管事件，但对于老年患者，这一标准应更趋宽松。我国高血压治疗指南中建议，合并冠状动脉粥样硬化性心脏病的高血压患者其血压控制目标为 140/90 mmHg；若能耐受，可逐渐进一步降至 130/80 mmHg 以下。需要指出的是，对于中青年及低危患者，通常首先建议采取生活方式干预策略，但在 1～3 个月后，若血压仍不能达标，则应当启动药物干预以避免不良事件的发生。

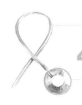

42 高血脂人群

血脂是血浆中中性脂肪（甘油三酯、胆固醇）和类脂（磷脂、糖脂、固醇、类固醇）的总称。在大家拿到的血脂检查报告单上，通常会显示至少四项指标：血清总胆固醇（TC）、甘油三酯（TG）、低密度脂蛋白胆固醇（LDL-C）及高密度脂蛋白胆固醇（HDL-C），其中任何一个指标超出正常值，都属于高脂血症。多数情况下，医生会针对增高的单个项目下诊断，如高甘油三酯血症、高胆固醇血症等。

• 血脂升高和血压升高的关系

血脂升高和血压升高之间也是相互影响、相互促进的。高血压和高脂血症同为动脉粥样硬化或冠状动脉粥样硬化性心脏病的强危险因素。近80%的高血压患者伴有血脂升高的状况。而血脂升高者，随着时间推延，血压也会逐渐升高。高脂血症，特别是高胆固醇血症，是众所周知的导致动脉粥样硬化的重要原因。不过，高密度脂蛋白是例外，它可以将胆固醇运送到肝脏进行分解，因此具有抗动脉粥样硬化的作用，也被称为"好"胆固醇。如前所述，粥样硬化的动脉血管容易导致血压升高；相对地，高血压引起血管内膜损伤，也会导致胆固醇更容易进入动脉血管壁，形成并加速动脉粥样硬化进程。对高血压人群进行危险分层的过程中，血脂是否异常，是一个很重要的参考因素。甘油三酯 ≥ 5.2 mmol/L 或低密度脂蛋白

≥ 3.4 mmol/L 或高密度脂蛋白 < 1.0 mmol/L，是影响高血压患者心血管疾病预后的重要因素。因此，对于高血压人群，定期监测血脂水平是非常必要的。与之相同，对于血脂异常的人群，定期的血压监测也很重要。

- 高血压和高脂血症的干预

高脂血症和高血压是心脑血管疾病的共同危险因素，其防治方面的共同点主要体现在生活方式改善上，包括饮食管理、控制体重；锻炼；戒烟、限酒等。当生活方式改善不能使血压或血脂水平好转时，需要接受相应的药物治疗，以良好地控制血脂和血压，达到减少心脑血管疾病发生的目的。

对于合并高脂血症的高血压患者，他汀类药物是最常被使用的降脂药，可显著降低患者的全因死亡率及心血管病的风险。当高血压患者合并一种及以上代谢性危险因素或存在靶器官损害，即可使用他汀类药物作为心血管疾病的一级预防。当高血压合并临床心脑肾及血管疾病时，他汀类药物可以作为二级预防。需要指出的是，合并高脂血症的高血压患者在使用降压药时，需要考虑部分降压药物对脂代谢的影响，评估其临床应用的获益及风险比。

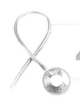

43 睡眠时打鼾的人群

打鼾，俗称"打呼噜"，是一种并不少见的现象。在很多人看来，这并没有什么不正常，甚至认为是一种"睡得香"的表现。但事实上，严重的打鼾与血压升高及难以控制的高血压关系十分密切。

● 打鼾与高血压的关系

睡眠时打鼾会引发呼吸暂停和低通气状态。此时由于肺部停止工作，正常氧合过程受到限制，血液中的氧含量就会降低，并伴随二氧化碳含量的升高。低氧状态会导致机体分泌更多的儿茶酚胺类物质及肾上腺素，从而导致血压升高。

临床上可以通过睡眠监测检查来确定打鼾的严重程度（通常用"睡眠呼吸暂停"这个概念来表示）。睡眠呼吸暂停是指睡眠状态下反复出现呼吸暂停和（或）低通气：通常在夜间 7 小时的睡眠中，呼吸暂停反复发作在 30 次以上或睡眠呼吸暂停低通气指数 ≥ 5 次 / 小时，每次持续时间 10 秒以上，并伴有 4% 以上的血氧饱和度下降。睡眠呼吸暂停综合征作为一种睡眠呼吸疾病，可分为阻塞性睡眠呼吸暂停、中枢性睡眠呼吸暂停综合征及睡眠低通气，三者共同的主要临床表现包括睡眠时打鼾伴呼吸暂停、白天嗜睡等。

睡眠呼吸暂停综合征与高血压关系密切。研究数据表明，睡眠呼吸暂停综合征患者中有 50% 以上合并有高血压，而在原发性高血压患者中有近 30% 合并有睡眠呼吸暂停综合征。睡眠呼吸暂停人群的高血压通常呈现清晨血压较高、白天和睡前血压较低，血压波动较大的特点，降压药物疗效较差，也可伴随呼吸暂停、血压周期性升高、夜间呈现一过性高血压表现等特征。

• 打鼾的高血压患者的治疗与干预

对于打鼾的高血压患者，首先要完善睡眠呼吸监测检查，明确睡眠呼吸暂停的类型。对于阻塞性者，可以评估个体手术治疗的可行性及预期效果；而对于中枢性者、无手术条件及手术后复发的，可以应用正压无创呼吸机进行睡眠辅助治疗。

另外，对于存在睡眠呼吸暂停的人群，生活中应当注意加强锻炼、控制饮食、减轻体重、不吸烟、少吃辛辣食物以减少对咽部的刺激、不饮酒、慎用安眠药等。避免长时间仰卧及采用侧卧位睡眠，也可以在一定程度上缓解睡眠呼吸暂停的现象。

总之，作为导致血压升高及难以控制的重要原因之一，睡眠时打鼾的人群应当尽早进行相关排查，以明确是否存在睡眠呼吸暂停，评估其严重程度并及早干预，以期改善血压控制效果。

参考文献

［1］ National Institute for Health and Care Excellence. Hypertension in adults: diagnosis and management ［EB/OL］. (2019-08-28) ［2020-05-07］. https://www.nice.org.uk/guidance/ng136/resources/ hypertension-in-adults-diagnosis-and-managementpdf-66141722710213.

［2］ NERENBERG K A, ZARNKE K B, LEUNG A A, et al.Hypertension Canada's 2018 Guidelines for Diagnosis, Risk Assessment, Prevention, and Treatment of Hypertension in Adults and Children ［J］. Can J Cardiol, 2018, 34(5): 506-525.

［3］ WHELTON P K, CAREY R M, ARONOW W S, et al. 2017 ACC/ AHA/AAPA/ABC/ACPM/AGS/APhA/ASH/ASPC/NMA/ PCNA guideline for the prevention, detection, evaluation, and management of high blood pressure in adults: executive summary: a report of the American college of cardiology/American heart association task force on clinical practice guidelines ［J］.Circulation, 2018, 138(17): E426-E483.

［4］ WILLIAMS B, MANCIA G, SPIERING W, et al. 2018 ESC/ ESH Guidelines for the management of arterial hypertension: The Task Force for the management of arterial hypertension of the European Society of Cardiology (ESC) and the European Society of Hypertension (ESH) ［J］. J Hypertens, 2018, 36(10): 1953-2041.

［5］ UMEMURA S, ARIMA H, ARIMA S, et al. The Japanese Society of Hypertension Guidelines for the Management of Hyper tension(JSH 2019) ［J］. Hypertens Res, 2019, 42(9): 1235-1481.

［6］ 国家基本公共卫生服务项目基层高血压管理办公室，基层高血压管理专家委员会.国家基层高血压防治管理指南［J］.中国循环杂志.2017，32(17): 1041-1048.

［7］ 刘靖，卢新政，陈鲁原，等 . 中国中青年高血压管理专家共识
　　　［J］. 中华高血压杂志，2020，28(4): 316-324.

［8］ 中国高血压防治指南修订委员会，高血压联盟（中国），中华医学
　　　会心血管病学分会，等 . 中国高血压防治指南（2018 年修订版）
　　　［J］. 中国心血管杂志，2019，24(1): 24-56.

［9］ 中国老年医学学会高血压分会 . 老年人异常血压波动临床诊疗中
　　　国专家共识［J］. 中华高血压杂志，2017，25(2): 132-140.

［10］ 中国老年医学学会高血压分会，国家老年疾病临床医学研究中心
　　　中国老年心血管病防治联盟 . 中国老年高血压管理指南 2019［J］.
　　　中华老年多器官疾病杂志，2019，18(2): 81-105.

［11］ 中国医师协会高血压专业委员会，中国高血压联盟，中华医学会
　　　心血管病学分会 . 家庭血压监测中国专家共识［J］. 中国医学前沿
　　　杂志 (电子版)，2012，4(4): 43-47.

计量单位汉英对照

英　文	中　文
cm	厘米
g	克
kg	千克
kg/m^2	千克/平方米
m	米
mg	毫克
ml	毫升
mmHg	毫米汞柱
mmol/L	毫摩尔/升